高建忠 读

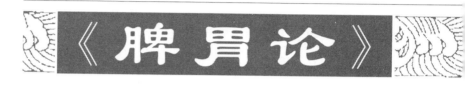

《脾胃论》

高建忠 著

U0307723

中国中医药出版社
· 北 京 ·

图书在版编目（CIP）数据

高建忠读《脾胃论》/ 高建忠著 .—北京：中国
中医药出版社，2020.8（2021.1重印）

ISBN 978-7-5132-6286-6

Ⅰ.①高… Ⅱ.①高… Ⅲ.①脾胃学说
②《脾胃论》—研究 Ⅳ.① R256.3

中国版本图书馆 CIP 数据核字（2020）第 110890 号

中国中医药出版社出版

北京经济技术开发区科创十三街 31 号院二区 8 号楼
邮政编码 100176
传真 010-64405721
三河市同力彩印有限公司印刷
各地新华书店经销

开本 710×1000 1/16 印张 15 字数 214 千字
2020 年 8 月第 1 版 2021 年 1 月第 2 次印刷
书号 ISBN 978 – 7 – 5132 – 6286 – 6

定价 59.80 元
网址 www.cptcm.com

社 长 热 线 010-64405720
购 书 热 线 010-89535836
维 权 打 假 010-64405753

微信服务号 zgzyycbs
微商城网址 https://kdt.im/LIdUGr
官方微博 http://e.weibo.com/cptcm
天猫旗舰店网址 https://zgzyycbs.tmall.com

作者简介

　　高建忠，山西中医药大学附属医院经方研究室主任。长期致力于仲景学说和东垣学说的临床研究，著有《临证传心与诊余静思》《读方思考与用方体会》《高建忠读方与用方》《读〈内外伤辨惑论〉》等著作。

内容提要

　　本书是高建忠继《读〈内外伤辨惑论〉》后又一本读李东垣的随笔著作，是一位临床医生的读书笔录。本书的出版，有助于读者进一步学习、研究李东垣学说。

自序

早已有写本书的动机，只是一直没有勇气。

2020，庚子年的春节，一种叫"新型冠状病毒肺炎"的疫病不期而至，无数位中医人投入到抗击疫情的战役中。

《伤寒论》《瘟疫论》《温热论》《湿热论》《温病条辨》《伤寒瘟疫条辨》……我们翻阅着一本本与疫病有关的著作。

中医，从来不缺少与陌生疫病做斗争的经验与创新。

疫病，李东垣创立"内伤学说""脾胃学说"的缘起就是遭遇疫病。"向者壬辰改元，京师戒严，迨三月下旬，受敌者凡半月，解围之后，都人之不受病者，万无一二，既病而死者，继踵而不绝。都门十有二所，每日各门所送，多者二千，少者不下一千，似此者几三月……"（《内外伤辨惑论》）这是一场惨烈的疫病！

可以说，是疫病催生了《内外伤辨惑论》《脾胃论》的问世。意念及此，有了重新走近李东垣的想法，有了重新阅读《脾胃论》的决心。于是，有了本书中的这些随笔式的文字。

《脾胃论》是李东垣的代表性著作之一。严格来说，是一本医论和方论的合集。后世一代又一代医者，从本书中汲取着理论和临床的营养，却

1

又感慨着本书的难读与不解。

我们通常认为，李东垣用《脾胃论》构建起了"脾胃学说"。实际上，李东垣写作本书的第一意图是为了完善"内伤学说"。"脾胃学说"是在构建和完善"内伤学说"过程中自然而然形成的。

我们应该站在"内伤学说"的基础上高度认识《脾胃论》、阅读《脾胃论》。

本书中的文字仅仅是一己之见，谬误自然不可避免。甚至个别认识与《读〈内外伤辨惑论〉》中的认识都有出入。置身博大而精深的中医学中，我们每一位后学者其实都是管中窥豹者。

我的学生刘伦，2019级硕士研究生，帮助我完成了全书的文字录入，在此表示感谢。

本书所用《脾胃论》底本来自中国中医药出版社2015年2月出版的《李东垣医学全书》。书中黑体字是《脾胃论》原书文字，宋体字是笔者所写文字。

高建忠

2020年5月

目录

■ 卷 下 ■

序

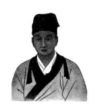天之邪气，感则害人五脏，八风之邪，中人之高者也。水谷之寒热，感则害人六腑，谓水谷入胃，其精气上注于肺，浊溜于肠胃，饮食不节而病者也。地之湿气，感则害人皮肤筋脉，必从足始者也。《内经》说百病皆由上中下三者，及论形气两虚，即不及天地之邪，乃知脾胃不足为百病之始。有余不足，世医不能辨之者，盖已久矣。往者遭壬辰之变，五六十日之间，为饮食劳倦所伤而殁者，将百万人，皆谓由伤寒而殁。后见明之"辨内外伤"及"饮食劳倦伤"一论，而后知世医之误。学术不明，误人乃如此，可不大哀耶！明之既著论矣，且惧俗蔽不可以猝悟也，故又著《脾胃论》叮咛之。上发二书之微，下祛千载之惑，此书果行，壬辰药祸，当无从而作。仁人之言，其意博哉！

己酉七月望日遗山元好问序。

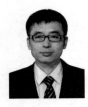

元好问，金末元初著名文学家、历史学家，太原秀容（今山西忻州）人，号遗山，世称遗山先生。

"问世间，情为何物，直教生死相许""多情却被无情恼，今夜还如昨夜长"，这些文字是元好问写的。

天之邪气、地之邪气致病是外感，水谷之寒热致病是内伤。外感重在天地之邪，内伤重在形气两虚、脾胃不足。

壬辰之变，《内外伤辨惑论》中有论述。百万人之殁和壬辰药祸只是触发了李东垣的思考和创立新论的灵感，并不是此百万人都因内伤脾胃而殁。

《内外伤辨惑论》是体现李东垣"内伤学说"的代表作。

《脾胃论》是体现李东垣"脾胃学说"的代表作。

明之，是李东垣的字。李东垣，姓李，名杲，字明之，世居东垣，号"东垣老人"，后世称为李东垣。

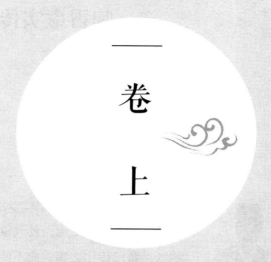

卷
上

一、脾胃虚实传变论

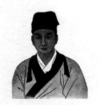

《五脏别论》云：胃、大肠、小肠、三焦、膀胱，此五者，天气之所生也，其气象天，故泻而不藏。此受五脏浊气，名曰传化之腑，此不能久留，输泻者也。所谓五脏者，藏精气而不泻也，故满而不能实；六腑者，传化物而不藏，故实而不能满。所以然者，水谷入口，则胃实而肠虚；食下，则肠实而胃虚。故曰实而不满，满而不实也。

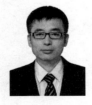

这段文字出自《素问·五脏别论篇第十一》，是岐伯回答黄帝之问而言。黄帝的问题是："余闻方士，或以脑髓为藏，或以肠胃为藏，或以为府。敢问更相反，皆自谓是，不知其道，愿闻其说。"

肠、胃是腑不是脏，是传化之腑，是实而不能满。

胃与肠，虚实必相更替。如胃肠俱实则病。

《素问·六节藏象论篇第九》曰："胃、大肠、小肠、三焦、膀胱，名曰器，能化糟粕，转味而入出者也。"可互参。

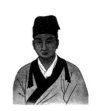

《阴阳应象大论》云：谷气通于脾，六经为川，肠胃为海，九窍为水注之气。九窍者，五脏主之，五脏皆得胃气，乃能通利。

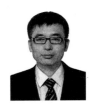

基于天地阴阳与人体阴阳有象相应，人体之脾，相应于天地之谷气。"谷气通于脾"的上下文是："天气通于肺，地气通于嗌，风气通于肝，雷气通于心，谷气通于脾，雨气通于肾。"谷气可理解为长养万物之气。

人体之六经，相应于天地之百川；人体之肠胃，相应于天地之大海。百川汇流大海，大海容纳百川之流。六经之气与肠胃相通，肠胃虚实更替，则六经之气畅行。倘肠胃俱实，有如大海不纳，则六经之气滞、气滞而病。

天地间有了百川，有了大海，天地才显润泽，万物始可长养。应象于人，可表现为上下九窍的润泽、通利。

"九窍者，五脏主之，五脏皆得胃气乃能通利"，这句话不是《素问》原文，是李东垣语。

《素问·阴阳应象大论篇第五》中指出"肝主目""心主舌""脾主口""肺主鼻""肾主耳"。《素问·金匮真言论篇第四》中指出肾"开窍于二阴"。双耳、双目、鼻、口、舌、前后二阴，合称九窍，九窍由五脏所主。有如天地润泽、清明，需赖海纳百川，李东垣在这里强调的是：五脏主九窍，需赖胃气的输注与滋养。

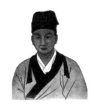

《通评虚实论》云：头痛耳鸣，九窍不利，肠胃之所生也。胃气一虚，耳目口鼻，俱为之病。

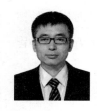

《素问·通评虚实论篇第二十八》"统论虚实"，其主旨是"邪气盛则实，精气夺则虚"。

百病都可分别虚实，而百病都可辨出成因。黄帝顺接岐伯统论虚实而续言："黄疸暴痛，癫疾厥狂，久逆之所生也。五脏不平，六腑闭塞之所生也。头痛耳鸣，九窍不利，肠胃之所生也。"

前两句言实，后一句言虚。李东垣引用了后一句，继而又续一句："胃气一虚，耳、目、口、鼻，俱为之病。"

当然，后一句也可以从实理解。胃气一实，也可耳、目、口、鼻俱为之病。只是李东垣内伤学说从虚立论，这里着重强调"虚"。

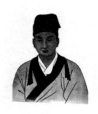

《经脉别论》云：食气入胃，散精于肝，淫气于筋。食气入胃，浊气归心，淫精于脉。脉气流经，经气归于肺，肺朝百脉，输精于皮毛。毛脉合精，行气于腑，腑精神明，留于四脏，气归于权衡，权衡以平，气口成寸，以决死生。

饮入于胃，游溢精气，上输于脾，脾气散精，上归于肺，通调水道，下输膀胱。水精四布，五经并行，合于四时五脏阴阳，揆度以为常也。

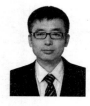

《素问·经脉别论篇第二十一》言"经脉、病脉之各有分别"（张志聪语）。李东垣所选经文论述了饮食在人体的化生、输布过程，这一过程可概括出如下几点：

一是饮食入胃才能化生精气。

二是胃中所化精气需赖脾气输布。

三是脾胃所化生精气先输布于五脏，再经五脏输布于与其相合的肢体官窍。

四是精气的化生、输布过程与四时气候变化、五脏功能活动、阴阳升降出入相关联。

李东垣引用这段经文的目的在于强调人体赖以生存的精微气血都来源于脾胃，来源于饮食入胃，经脾的化生、输布。

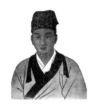

又云：阴之所生，本在五味，阴之五宫，伤在五味。至于五味，口嗜而欲食之，必自裁制，勿使过焉，过则伤其正也。谨和五味，骨正筋柔，气血以流，腠理以密，如是则骨气以精，谨道如法，长有天命。

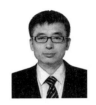

《素问·生气通天论篇第三》中说："阴之所生，本在五味，阴之五宫，伤在五味。"意指五脏所生所养依赖五味，但五味太过又可伤及五脏。这里的五味，是指酸、苦、甘、辛、咸五味饮食。又说："是故谨和五味，骨正筋柔，气血以流，腠理以密，如是则骨气以精，谨道如法，长有天命。"养生调摄，尽享天年，重在"谨和五味"，不偏、不过、无不足。

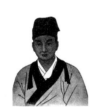

《平人气象论》云：人以水谷为本，故人绝水谷则死，脉无胃气亦死。所谓无胃气者，非肝不弦，肾不石也。

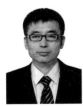

《素问·平人气象论篇第十八》指出"平人之常气禀于胃"，进而强调脉以胃气为本。此段经文的原文是："人以水谷为本，故人绝水谷则死，脉无胃气亦死。所谓无胃气者，但得真脏脉不得胃气也。所谓脉不得胃气者，肝不弦肾不石也。"

前文有："春胃微弦，曰平。弦多胃少，曰肝病。但弦无胃，曰死。""冬胃微石，曰平。石多胃少，曰肾病。但石无胃，曰死。"也就是说，平人的脉象应该是至春微弦，至冬微石，即弦脉、石脉微而不露，这是脉有胃气的表现。脉不得胃气的真脏脉，应该是肝弦、肾石，即春"但弦"、冬"但石。"

对比《素问》原文和李东垣的行文，李东垣在"肝不弦、肾不石"前面加了一个"非"字，是有意加入，还是原文即有"非"字？"非肝不弦、肾不石"也就是"肝弦""肾石"。

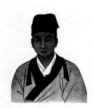

历观诸篇而参考之，则元气之充足，皆由脾胃之气无所伤，而后能滋养元气。若胃气之本弱，饮食自倍，则脾胃之气既伤，而元气亦不能充，而诸病之所由生也。

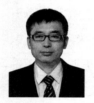

元气，即真气。《灵枢·刺节真邪第七十五》指出："真气者，所受于天，与谷气并而充身也。"气是构成人体的本原和维持人体生长壮老已的基础。元气，强调的是禀受于先天的精气；胃气，强调的是来源于后天的谷气。李东垣在本书中更多地强调的是后天的胃气、脾胃之气。

"饮食自倍"四字出自《素问·痹论篇第四十三》，原文是："饮食自倍，肠胃乃伤。"李东垣把"肠胃"易为"脾胃之气"。

脾胃气虚，元气不充，是诸多疾病发生的缘由。这是李东垣提出的学术观点，是在学习《内经》的基础上提出的学术观点。

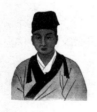

《内经》之旨，皎如日星，犹恐后人有所未达，故《灵枢经》中复申其说。

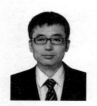

前面经旨出于《素问》，下面佐以《灵枢》说理。

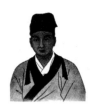

经云：水谷入口，其味有五，各注其海，津液各走其道。胃者，水谷之海，其输上在气街，下至三里。水谷之海有余则腹满，水谷之海不足则饥不受谷食。人之所受气者谷也，谷之所注者胃也。胃者，水谷气血之海也。海之所行云气者，天下也。胃之所出气血者，经隧也。经隧者，五脏六腑之大络也。

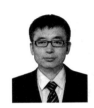

《灵枢·五癃津液别第三十六》以"水谷入于口，输于肠胃，其液别为五"开篇，论述了津液转化为汗、尿、唾、泪、水气的正常与反常情况，即"津液五别之顺逆""水谷入口，其味有五，各注其海，津液各走其道"出自该篇，意指不同性味的五谷精微都是由口入胃再输注相应脏腑，津液也是由此化生、输布。

海是百川汇聚之所。《灵枢·海论第三十三》把滋养人体的水谷、血、气、髓汇聚之处喻为四海，名为水谷之海、血海、气海、髓海，汇聚之处分别是胃、冲脉、膻中、脑。李东垣在这里只引用了对水谷之海的论述："胃者水谷之海，其输上至气街，下至三里。""水谷之海有余则腹满，水谷之海不足则饥不受谷食。"意在强调胃作为水谷之海对于人体的重要性。

"人之所受气者谷也，谷之所注者胃也。胃者，水谷气血之海也。海之所行云气者，天下也。胃之所出气血者，经隧也。经隧者，五脏六腑之大络也"。这段经文出自于《灵枢·玉版第六十》，是黄帝和岐伯讨论违背法度的针法"能杀生人"的机理，原文最后还有一句"迎而夺之而已矣"。这段经文的大意是：人体所禀受的气血来源于入胃的水谷饮食，胃是水谷饮食的聚集之处，也是人体气血的生化之处。有如大海蒸腾的云气滋润天地，胃生化的气血输注于五脏六腑的经脉。

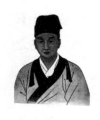

又云：五谷入于胃也，其糟粕、津液、宗气分为三隧，故宗气积于胸中，出于喉咙，以贯心肺而行呼吸焉。荣气者，泌其津液注之于脉，化而为血，以荣四末，内注五脏六腑，以应刻数焉。卫者出其悍气之慓疾，而行于四末分肉皮肤之间，而不休者也。

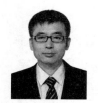

这段经文出自《灵枢·邪客第七十一》，强调"贯心肺而行呼吸"的宗气，"荣四末，内注五脏六腑"的荣气、津血，"行于四末分肉皮肤之间"的卫气，都出自于胃。

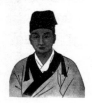

又云：中焦之所出，亦并胃中，出上焦之后。此所受气者，泌糟粕，蒸津液，化为精微，上注于肺脉，乃化而为血，以奉生身，莫贵于此。

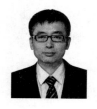

这段经文出自《灵枢·营卫生会第十八》，是讨论"以奉生身"的营气，出自于中焦胃。

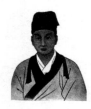

圣人谆复其辞而不惮其烦者，仁天下后世之心亦惓惓矣。

从《素问》至《灵枢》，圣人谆谆教导、不厌其烦，仁爱天下后世之人可谓诚恳呀！

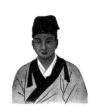

故夫饮食失节，寒温不适，脾胃乃伤。此因喜、怒、忧、恐，损耗元气，资助心火。火与元气不两立，火胜则乘其土位，此所以病也。

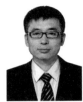

这是李东垣的学术观点，出现在此处似乎显得有点突兀，与上文不连贯。

这段文字似乎读不通，大意可理解为：饮食失节，寒温不调，七情内伤，都可损伤脾胃。脾胃损伤，阴火内生，阴火又可耗伤元气。

这里的"心火"，可以理解为五行中的心与火，即木火土金水中的火，不要局限于位于上焦的心。

元气，即胃气。后文有论述。

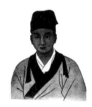

《调经篇》云：病生阴者，得之饮食居处、阴阳喜怒。又云：阴虚则内热，有所劳倦，形气衰少，谷气不盛，上焦不行，下脘不通，胃气热，热气熏胸中，故为内热。脾胃一伤，五乱互作，其始病遍身壮热，头痛目眩，肢体沉重，四肢不收，怠惰嗜卧，为热所伤，元气不能运用，故四肢困怠如此。

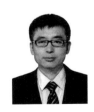

《素问·调经论篇第六十二》："夫邪之生也，或生于阴，或生于阳。其生于阳者，得之风雨寒暑；其生于阴者，得之饮食居处，阴阳喜怒。"生于阳指外感，生于阴指内伤。李东垣从内伤立论，故只选用了生于阴的经文。

"饮食居处，阴阳喜怒"是指饮食失节、起居失宜、房劳所伤、七情内伤。

李东垣在《内外伤辨惑论》中开篇即写道："曰甚哉！阴阳之证不可不详也。"这里的阴阳之证，即生于阴者和生于阳者。

"帝曰：阴虚生内热奈何？岐伯曰：有所劳倦，形气衰少，谷气不盛，上焦不行，下脘不通，胃气热，热气熏胸中，故内热"。

在劳倦伤气的基础上，加上谷气不足，导致上焦不畅，下焦不通，中焦郁热。阴虚生内热，热出自中焦，热产生的原因是不通，是郁，不通产生的原因是虚。这应该是李东垣创立"阴火说"的基本思路。

这里的阴虚，是指里虚，属"病生阴"者，与生地黄、熟地黄所治阴虚没有关系。下脘，有注家认为当为"下焦"。

《灵枢·五乱第三十四》专门论述"五乱"。"五行有序，四时有分，相顺则治，相逆则乱"。什么是相逆则乱呢？"清气在阴，浊气在阳，营气顺行，卫气逆行，清浊相干"，乱是清浊相干，气机逆乱。

五乱，是指"乱于心""乱于肺""乱于肠胃""乱于臂胫""乱于头"。实际上，包括了气机升降浮沉的逆乱。

"脾胃一伤，五乱互作"，是李东垣构建内伤脾胃学说很重要的基本理论之一。

气机的升降浮沉障碍，阴火内生，阴火上冲、外达则遍身壮热、头痛目眩。

脾胃虚则肢体沉重、四肢不收、怠惰嗜卧；脾胃伤则生阴火，反过来阴火又可伤及脾胃（元气）。

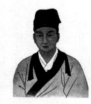

圣人著之于经，谓人以胃土为本，成文演义，互相发明，不一而止。粗工不解，妄意施用，本以活人，反以害人。今举经中言病从脾胃所生，及养生当实元气者，条陈之。

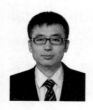

圣人反复强调人以胃气为本，治病、养身都要时时顾护胃气。李东垣也在反复引用经文，强调人以胃气为本。

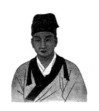

《生气通天论》云：苍天之气，清净则志意治，顺之则阳气固，虽有贼邪，弗能害也，此因时之序。故圣人传精神，服天气，而通神明。失之内闭九窍，外壅肌肉，卫气散解，此谓自伤，气之削也。阳气者，烦劳则张，精绝，辟积于夏，使人煎厥。目盲耳闭，溃溃乎若坏都。故苍天之气贵清净，阳气恶烦劳，病从脾胃生者一也。

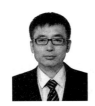

"夫自古通天者，生之本，本于阴阳"。《素问·生气通天论篇第三》将人置于天地之中，人与天地相通相应。养生当顺应阴阳四时之序，即体内阳气顺应天地间的春升夏浮秋降冬沉。这种顺应，体现的是体内阳气的充足与有序，一如天地间的清净。而烦劳，一方面可伤损阳气，一方面可使体内阳气升浮降沉失序。阳气的充养在脾胃，阳气升浮降沉的枢纽在脾胃。因此，李东垣提出："苍天之气贵清净，阳气恶烦劳，病从脾胃生者一也。"

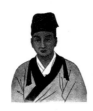

《五常政大论》云：阴精所奉其人寿，阳精所降其人夭。阴精所奉，谓脾胃既和，谷气上升，春夏令行，故其人寿。阳精所降，谓脾胃不和，谷气下流，收藏令行，故其人夭。病从脾胃生者二也。

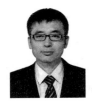

《素问·五常政大论第七十》在讨论东南方、西北方与寿夭问题时指出："东南方，阳也，阳者其精降于下……西北方，阴也，阴者其精奉于上……""阴精所奉其人寿，阳精所降其人夭。"本来讨论地势高下与寿夭的关系，李东垣通过天人相应，解读为气机升降与寿夭的关系，提出了第二个观点"阴精所奉，谓脾胃既和，谷气上升，春夏令行，故其人寿。阳精所降，谓脾胃不和，谷气下流，收藏令行，故其人夭。病从脾胃生者二也"。尽管春夏令行与收藏令行需要有序更替，但升意盎然的基础一定是"谷气上升，春夏令行。"

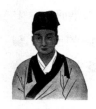

《六节藏象论》云：脾、胃、大肠、小肠、三焦、膀胱者，仓廪之本，荣之居也，名曰器，能化糟粕转味而入出者也。其华在唇四白，其充在肌，其味甘，其色黄，此至阴之类，通于土气。凡十一脏皆取决于胆也。胆者，少阳春升之气，春气升则万化安。故胆气春升，则余脏从之。胆气不升，则飧泄、肠澼不一而起矣。病从脾胃生者三也。

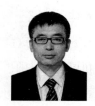

《素问·六节藏象论第九》在讨论"藏象何如"时指出："凡十一脏取决于胆也。"为什么五脏六腑要取决于胆呢？不同注家有不同解读。李东垣从"胆气春升，则余脏从之"作解，可谓别开生面，也引起了后世注家的关注与重视。李东垣在这里提出了第三个观点："胆气春升，则余脏从之。胆气不升，则飧泻、肠澼不一而起矣。病从脾胃生者三也。"一年之计在于春，一身之计也在于春升。

前面一段引文可以这样读："脾者，仓廪之本，营之居也；其华在唇四白，其充在肌，其味甘，其色黄，此至阴之类，通于土气。胃、大肠、小肠、三焦、膀胱，名曰器，能化糟粕，转味而出入者也。"

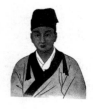

经云：天食人以五气，地食人以五味。五气入鼻，藏于心肺，上使五色修明，音声能彰；五味入口，藏于肠胃，味有所藏，以养五气，气和而生，津液相成，神乃自生。此谓之气者，上焦开发，宣五谷味，熏肤、充身、泽毛，若雾露之溉。气或乖错，人何以生？病从脾胃生者四也。

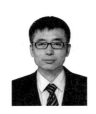

人由天地之气化合而成。《素问·六节藏象论篇第九》中黄帝问及"天地之运，阴阳之化"对于万物的作用时，岐伯的回答中有这么一段话："天食人以五气，地食人以五味。五气入鼻，藏于心肺，上使五色修明，音声能彰；五味入口，藏于肠胃，味有所藏，以养五气，气和而生，津液相成，神乃自生。"人依靠天地所供给的五气、五味而生。李东垣在这里重点强调体内化生之气，化生于"五谷与胃"的气。此气升浮降沉有序，才可"若雾露之溉"。倘若失序，则无法熏肤、充身、泽毛，则成病变。基于此，李东垣提出了第四个观点："气或乖错，人何以生？病从脾胃生者四也。"

《灵枢·决气第三十》在讨论体内精、气、津、液、血、脉"六气"时指出："上焦开发，宣五谷味，熏肤，充身，泽毛，若雾露之溉，是谓气。"同时指出："六气者，各有部主也，其贵贱善恶，可为常主，然五谷与胃为大海也。"五谷与胃是精、气、津、液、血、脉化生的源泉。

李东垣提出的这四种病从脾胃生的情况概括起来可以这样理解：脾胃是人体之气的生化之源，脾胃是人体气机升浮降沉的关键，升降中升为主，降是从。诸多病变是由脾胃生化不足、气机升浮降沉失序引起。

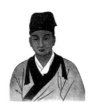

岂特四者，至于经论天地之邪气，感则害人五脏六腑，及形气俱虚，乃受外邪。不因虚邪，贼邪不能独伤人。诸病从脾胃而生明矣。

上面四种情况主要是从内伤发病考虑的。即使外感邪气，也多因脾胃生化不足，正虚邪侵而发。《灵枢·百病始生第六十六》指出："风雨寒热，不得虚，邪不能独伤人。"

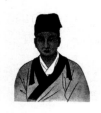

圣人旨意，重见叠出，详尽如此，且垂戒云：法于阴阳，和于术数，食饮有节，起居有常，不妄作劳，故能形与神俱，而尽终其天年，度百岁乃去。由是言之，饮食起居之际，可不慎哉！

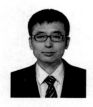

《素问·上古天真论第一》开篇黄帝即问：为什么上古时代的人年龄能超过百岁呢？岐伯回答："上古之人，其知道者，法于阴阳，和于术数，食饮有节，起居有常，不妄作劳，故能形与神俱，而尽终其天年，度百岁乃去。"中医作为一门医学，所追求的不仅仅是治病，而是恢复健康；不仅仅是某病痊愈，而是"终其天年，度百岁"。

食饮无节、起居无常，往往损伤的是脾胃的生化和气机的升降浮沉。恢复脾胃的生化和气机的升降浮沉，也需要食饮有节、起居有常。《难经·十四难》云："损其脾者，调其饮食，适其寒温。"

"脾胃虚实传变论"，乍一读之，似为经文的堆砌。仔细品读，实为李东垣夹叙夹议的一篇论文，在引经据典的基础上提出自己的观点和认识。类似于"九窍者，五脏主之，五脏皆得胃气，乃能通利""胃气一虚，耳、目、口、鼻，俱为之病""元气之充足，皆由脾胃之气无所伤，而后能滋养元气""人以胃气为本"这些观点，影响了后世一代又一代医者，被临床上广为传用。

"脾胃虚实传变论"为李东垣创立的脾胃学说奠定了理论基础。李东垣受其老师张元素"古方新病不相能也"学术思想的影响，在学术领域勇于创新，创立了"内伤学说"和"脾胃学说"。但李东垣应是从学习经典开始（"仆幼自受《难经》《素问》于易水张元素先生"《内外伤辨惑论·序》），研究中医、创立新说，也是基于经典。

二、脏气法时升降浮沉补泻之图

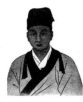　　五行相生，木火土金水，循环无端，惟脾无正行，于四季之末各旺一十八日，以生四脏。四季者，辰、戌、丑、未是也。人身形以应九野，左足主立春，丑位是也；左手主立夏，辰位是也；右手主立秋，未位是也；右足主立冬，戌位是也。戌土其本气平，其兼气温、凉、寒、热，在人以胃应之。己土其本味咸，其兼味辛、甘、酸、苦，在人以脾应之。脾胃兼化，其病治之各从其宜，不可定体，肝肺之病，在水火之间，顺逆传变不同，温凉不定，当求责耳。

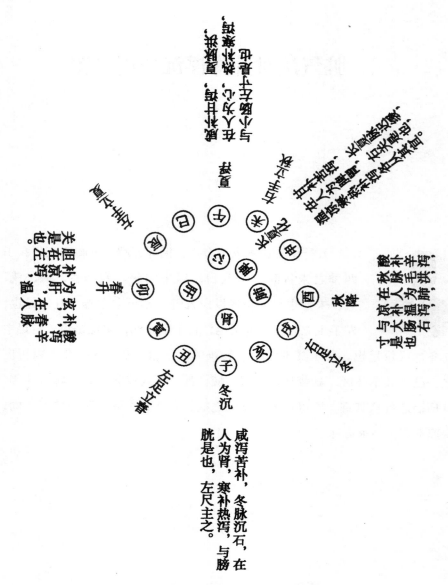

图 1 脏气法时升降浮沉补泻之图

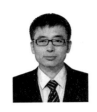

中医藏象学说的产生，在一定程度上是基于"藏"。但藏象学说形成并应用于中医诊疗活动，更多的使用的是"象"，而非"藏"。象，是思辨的产物，而非实体。也就是说中医所用的五脏六腑概念，主体是"象"，是思辨的产物，是"思维模型"。

在近现代科技领域，天有天道，人有人道。但在中华民族传统文化中，在中医学中，天人是相通相应的，天人是合一的。这是中医学产生和存在以及进一步发展的基石。

人面南而立，肝为东木在左，主升；心为南火在上，主浮；肺为西金在右，主降；肾为北水在下，主沉。肝、心、肺、肾、脾，是在天人合一思想指导下的思辨产物。

在五行学说指导下，五脏又可与四季相应，与方位相应，与节气相应，与四气五味相应，等等。

"脏气法时"是天人合一的具体体现，也是东垣学说立论的理论基础。五脏应四时，脾没有主持的正时，而是在四时之末各主一十八日。这一十八日，实际上孕育着下一时的开始，因此说"以生四脏"。这一十八日，实际上更是四时更替的关键。这一认识，贯穿于李东垣"内伤学说"和"脾胃学说"的全部，也是明白东垣学说的关键。

文中说："四季者，辰、戌、丑、未是也。"此是指脾的主时。在十二月中，十二地支配十二月，从十一月子月开始，一个循环，至十月亥月结束，辰月、未月、戌月、丑月分别对应的是三月、六月、九月、十二月，分别是四季中的末月。

天干中的戊己在五行中与土相应。戊土为阳土，言气，应胃；己土为阴土，言味，应脾。

三、脾胃胜衰论

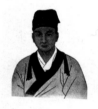

胃中元气盛，则能食而不伤，过时而不饥。脾胃俱旺，则能食而肥。脾胃俱虚，则不能食而瘦。或少食而肥，虽肥而四肢不举，盖脾实而邪气盛也。又有善食而瘦者，胃伏火邪于气分则能食。脾虚则肌肉削，即食㑊也。**叔和云：多食亦肌虚，此之谓也。**

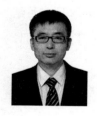

胃中元气，即胃气。

胃主受纳，脾主肌肉。能不能食，取决于胃；长不长肉，取决于脾。

胃虚则食少，脾虚则身瘦。但胃有邪火则过食，脾有痰湿则虚胖。

这段文字也可用于指导临床上对过瘦和过胖人群的治疗。

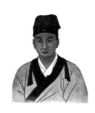

夫饮食不节则胃病，胃病则气短，精神少而生大热，有时而显火上行，独燎其面。《黄帝针经》云：面热者足阳明病。胃既病，则脾无所禀受。脾为死阴，不主时也，故亦从而病焉。

形体劳役则脾病，脾病则怠惰嗜卧，四肢不收，大便泄泻。脾既病，则其胃不能独行津液，故亦从而病焉。

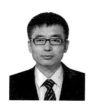

饮食不节，作为病因，在《内经》中多次出现。如《素问·太阴阳明论篇第二十九》："故犯贼风虚邪者，阳受之；食饮不节，起居不时者，阴受之。"《灵枢·小针解第三》："浊气在中者，言水谷皆入于胃，其精气上注于肺，浊溜于肠胃，言寒温不适，饮食不节，而病生于肠胃，故命曰浊气在中也。"

《难经》中，饮食伤和劳倦伤是合一的。四十九难："饮食劳倦则伤脾。"

李东垣在学习经典的基础上，遵于经而不泥于经，把脾病、胃病分言，"饮食不节则胃病"，"形体劳役则脾病"。

"胃既病，则脾无所禀受""脾既病，则其胃不能独行津液"这两句也是基于经文，《素问·太阴阳明论篇第二十九》："四支皆禀气于胃，而不得至经，必因于脾，乃得禀也。今脾病不能为胃行其津液，四支不得禀水谷气，气日以衰，脉道不利，筋骨肌肉，皆无气以生，故不用焉。"

在脾与胃的关系中，生化属胃，布化属脾。

胃病表现为气短，精神少而生大热，面热。脾病表现为怠惰嗜卧，四肢不收，大便泄泻。

《难经》十六难论述五脏疾病脉与证的关系。在论述脾病症状时有："腹胀满，食不消，体重节痛，怠堕嗜卧，四支不收。"四十九难在论述心病"何以知饮食劳倦得之"时指出："其病身热而体重嗜卧，四肢不收，其脉浮大而缓。"

《灵枢·邪气脏腑病形第四》在论述六腑病时指出："面热者足阳明病。"

这两段文字是在经典基础上结合临床的再创作。

无论脾病、胃病，都不独病，都可"从而病焉"，只是有主次、先后之别。

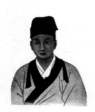

大抵脾胃虚弱，阳气不能生长，是春夏之令不行，五脏之气不生。脾病则下流乘肾，土克水则骨之无力，是为骨痿。令人骨髓空虚，足不能履地，是阴气重叠，此阴盛阳虚之证。大法云：汗之则愈，下之则死。若用辛甘之药滋胃，当升当浮，使生长之气旺。言其汗者，非正发汗也，为助阳也。

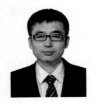

这段话不好理解。

脾胃虚弱，主要表现的是春夏之令不行。

这里的春夏之令不行，指的是体内的春夏之令不行，即春升、夏浮之升浮不及，是阳气的升浮不及，因此说"阳气不能生长"。没有春夏的生长，也就没有秋冬的收藏，因此说"五脏之气不生"。

《素问·痿论篇第四十四》："有所远行劳倦，逢大热而渴，渴则阳气内伐，内伐则热舍于肾。肾者水脏也，今水不胜火，则骨枯而髓虚，故足不任身，发为骨痿。故《下经》曰：骨痿者，生于大热也。"

骨痿因于内伤，因于远行劳倦伤气加之内热。引起骨枯髓虚的原因是热，但热内舍的原因是远行劳倦而阳气内伐。也许，经文中类似的这些论述，加之符合临床实际，触发了李东垣构建气虚阴火说的灵感。

远行劳倦并不直接伤肾，所伤的是脾，脾伤则阳气不能升浮，因此李东垣用了"下流"两字。所伤的是脾，要和肾发生关系，于是用了"乘肾"两字。"乘肾"和"克水"当是同一意思。阴气重叠，似为太阴脾降于少阴肾，因此说"重叠"。

实际上，"脾病则下流乘肾，土克水则骨之无力，是为骨痿。令人骨髓空虚，足不能履地，是阴气重叠，此阴盛阳虚之证"。这段话单从字面上"直译"解读是不通的。大概李东垣仅仅想表达脾胃虚弱，阳气不得升浮，则体内有冬而无春。造成体内有冬无春的直接原因是脾主冬末一十八日的不足，无力生春。所谓"下流"，是指阳气不能由冬藏转为春升，病变不在冬，也不在春，而在脾主之"一十八日"。这里的"下流"，不应该直接理解为从中焦到下焦。这里的"骨痿"之论，也只是借用经文说理，也不是要论说"骨痿"这一病变。

"大法云"，是指《伤寒论》中的"伤寒例"所云。原文："夫阳盛阴虚，汗之则死，下之则愈；阳虚阴盛，汗之则愈，下之则死。"《注解伤寒论》："表为阳，里为阴……阴邪乘其表虚，客于荣卫之中者，为阳虚阴盛也。"显然，李东垣所说的阴盛阳虚和"伤寒例"中所说的阴盛阳虚并不是同一回事。"伤寒例"中在说外感，李东垣在说内伤。"伤寒例"中所说的汗之是正发汗，是辛温发汗祛寒；李东垣所说的汗之非正发汗，是辛甘助阳升浮。辛甘助阳升浮，使体内由冬转春，恢复体内的春夏之令。

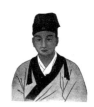

夫胃病其脉缓，脾病其脉迟，且其人当脐有动气，按之牢若痛。若火乘土位，其脉洪缓，更有身热、心中不便之证。此阳气衰弱不能生发，不当于五脏中用药法治之，当从《脏气法时论》中升降浮沉补泻法用药耳。

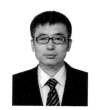

《脉经》曰："脾象土，与胃合为府。其经足太阴，与足阳明为表里。其脉缓。""缓脉，去来亦迟，小驶于迟。"

缓脉与迟脉属同类脉，缓脉比迟脉稍快些。

若火乘土位，脉便显洪。

《难经》十六难在论五脏疾病脉与证的关系时指出："假令得脾脉……其内证：当齐有动气，按之牢若痛；其病：腹胀满，食不消，体重节痛，怠惰嗜卧，四支不收。"

脾胃虚弱，气机郁滞不能升发，故"当脐有动气，按之牢若痛"。临床可见脐腹部痞、满、胀、痛、悸动等表现。内生阴火，则可见脉显洪象、身热、心烦。李东垣明确指出，对这种病证的治疗，不可以单用脏腑辨证用药法，如脾虚补脾、气滞理气，而应该使用升降浮沉补泻用药法，在补中的基础上恢复升降，即补中升清泻阴火。

《难经》十六难中，除论述"假令得脾脉……其内证：当齐有动气，按之牢若痛"之外，还有："假令得肝脉……其内证：齐左有动气，按之牢若痛。""假令得心脉……其内证：齐上有动气，按之牢若痛。""假令得肺脉……其内证：齐右有动气，按之牢若痛。""假令得肾脉……其内证：齐下有动气，按之牢若痛。"

腹部见症，以脐腹为中心属脾，脐左属肝，脐右属肺，脐上属心，脐下属肾。

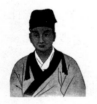

如脉缓，病怠惰嗜卧，四肢不收，或大便泄泻，此湿胜，从平胃散。若脉弦，气弱自汗，四肢发热，或大便泄泻，或皮毛枯槁、发脱落，从黄芪建中汤。脉虚而血弱，于四物汤中摘一味或二味，以本显证中加之。或真气虚弱，及气短脉弱，从四君子汤。或渴，或小便闭涩，赤黄多少，从五苓散去桂，摘一二味加正药中。以上五药，当于本证中随所兼见证加减。

这一段是讲脾胃虚弱的脏腑辨证用药法。

脾胃不足的脉象多为脉缓或迟缓。如果症见怠惰嗜卧，四肢无力，大便泄泻，是在脾胃不足的基础上湿邪中阻，治疗先用平胃散加减祛湿畅中；如果症见少气无力，脉缓显弱，气虚为主，治用四君子汤加减补气健脾；如果症见气短自汗，大便泄泻，四肢发热，肤干发脱，脉缓中见弦，是在脾胃不足的基础上肝气乘脾，治用黄芪建中汤加减补中平肝；如果兼见血虚脉症，可合四物汤加减以补血；如果兼见口渴、小便不利等症状，可合五苓散加减以利饮。

这是脾胃病变中较常见的五证五方。

下面的加减是在这五证五方基础上的随症加减。

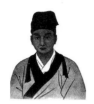

假令表虚自汗，春夏加黄芪，秋冬加桂。

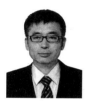

桂，《汤液本草》中记录："仲景汤液用桂枝发表，用肉桂补肾，本乎天者亲上，本乎地者亲下，理之自然，性分之所不可移也。""与人参、麦门冬、甘草同用，能调中益气，则可久服。"《药象》谓：肉桂大辛，补下焦热火不足，治沉寒痼冷，及治表虚自汗，春夏二时为禁药。"

黄芪，《汤液本草》中记录："《象》云：治虚劳自汗，补肺气，入皮毛，泻肺中火。"《灵枢》曰：卫气者，所以温分肉而充皮肤，肥腠理而司开阖。黄芪既补三焦，实卫气，与桂同，特益气异耳。"

这里的加桂，所加应该是肉桂。

表虚自汗，用黄芪补肺固表，如玉屏风散；伤寒自汗，用桂枝配芍药调和营卫，如桂枝汤。

在脾胃不足的基础上出现表虚自汗，李东垣指出，如在春夏，应该加黄芪；如在秋冬，应该加肉桂。黄芪入肺走上，利于春夏；肉桂入肾走下，利于秋冬。

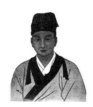

如腹中急缩，或脉弦，加防风；急甚加甘草；腹中窄狭，或气短者亦加之；腹满、气不转者勿加；虽气不转，而脾胃中气不和者勿去，但加厚朴以破滞气，然亦不可多用，于甘草五分中加一分可也。

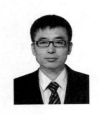

腹中急缩，着眼于"急"，兼见脉弦，风动之象，用防风祛风。急甚，加甘草甘以缓中，气短者也能补中。但甘草使人中满，如中焦满胀不用甘草，或少用甘草佐以厚朴破气。

腹中夯闷，此非腹胀，乃散而不收，可加芍药收之。

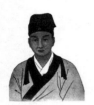

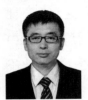

夯，有两个读音，hāng 和 bèn。这里似应读为 bèn，同"笨"。夯闷，应该与痞闷类同。

腹中急缩，风动。腹中窄狭，中虚。腹中胀满，气滞。腹中痞闷，气不敛。

气不敛，散而不收，加芍药收敛。《汤液本草》芍药条下："《心》云：脾经之药，收阴气，能除腹痛，酸以收之，扶阳而收阴气，泄邪气。"

当然，上述几种情况都是在脾胃不足的情况下发生的。

如肺气短促，或不足者，加人参、白芍。中焦用白芍，则脾中升阳，使肝胆之邪不敢犯也。腹中窄狭及缩急者去之，及诸酸涩药亦不可用。

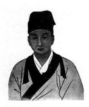

短气明显，加人参补气，白芍敛肝。

人参，《汤液本草》中记录："《象》云：治脾肺阳气不足，及能补肺，气促，短气少气，补而缓中，泻脾、肺、胃中火邪，善治短气。"

芍药，《汤液本草》中记录："《珍》云：白补赤散，泻肝补脾胃。"

甘温补中，风药升阳，易引动肝木来犯。白芍酸敛泻肝，在补中升阳药中佐用，有防肝木乘土侮金之用。

如果腹中拘急紧缩气不流通，不可以用酸收、酸涩药。

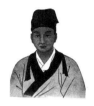

腹中痛者加甘草、白芍，稼穑作甘，甘者己也。曲直作酸，酸者甲也。甲己化土，此仲景妙法也。腹痛兼发热加黄芩，恶寒或腹中觉寒加桂。

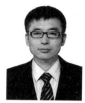

稼穑，指种谷和收谷，这里代指己土脾。

木曰曲直，曲直指甲木胆。

木克土，有利于土的生化，因此说甲己化土。这里的甲己化土是指使用甘草、白芍后木气平、土气安而腹痛止。

甘草、白芍相合，即芍药甘草汤，仲景用其治疗"脚挛急"。后世医家将其广用于治疗腹痛，如《医学心悟》中说："芍药甘草汤，止腹痛如神。"这一用法，当出自易水学派医家之手。

《汤液本草》芍药条下："《象》云：补中焦之药，得炙甘草为佐，治腹中痛。夏月腹痛，少加黄芩；如恶寒腹痛，加肉桂一钱。白芍三钱，炙甘草一钱半，此仲景神方也。如冬月大寒腹痛，加桂二钱半，水二盏，煎一半，去皮用。"

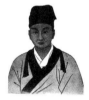

怠惰嗜卧有湿，胃虚不能食，或沉困，或泄泻，加苍术。自汗加白术。

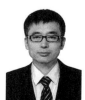

苍术长于燥湿，有健运脾胃之功，又有发散之用；白术长于健运脾胃，有祛湿之功，又有止汗之用。

《汤液本草》谓白术"温中去湿""止汗消痞，补胃和中"。苍术条下："《象》云：主治同白术。若除上湿，发汗功最大；若补中焦，除湿力小，如白术也。""海藏云：

苍、白有止发之异。"

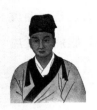

小便不利加茯苓，渴亦加之。气弱者加白茯苓、人参。气盛者加赤茯苓、缩砂仁。气复不能转运有热者，微加黄连，心烦乱亦加之。小便少者加猪苓、泽泻。汗多、津液竭于上，勿加之，是津液还入胃中，欲自行也。不渴而小便闭塞不通，加炒黄柏、知母。小便涩者加炒滑石，小便淋涩者加泽泻。且五苓散治渴而小便不利，无恶寒者不得用桂。不渴而小便自利，妄见妄闻，乃瘀血证，用炒黄柏、知母，以除肾中燥热。窍不利而淋，加泽泻、炒滑石。只治窍不利者，六一散中加木通亦可。心脏热者，用钱氏方中导赤散。

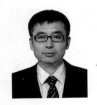

这一段论述小便异常的加减用药。

治疗小便不利，首选茯苓。茯苓"止渴，利小便……治小便不通，溺黄或赤而不利"。(《汤液本草》)小便利者不用。

白茯苓入气分，赤茯苓可入血分。《汤液本草》中说："白者入手太阴经、足太阳经、少阳经。赤者入足太阴经、手太阳经、少阴经。"

气虚佐以人参，气滞佐以砂仁，有热佐以黄连，小便少佐以猪苓、泽泻，小便淋涩佐以滑石或泽泻等，都是临床上常见的随症用药。

需要注意的是，汗多、津液不足引起的小便少，不宜用利小便药；不渴而小便不通的，是下焦燥热，不宜用利小便药，宜用黄柏、知母。

五苓散中用桂枝，多数学者认为助气化或升太阳。李东垣在这里是以祛寒升太阳作解的，因此说"无恶寒者不得用桂"。去桂，即为四苓散。

"不渴而小便自利，妄见妄闻，乃瘀血证，用炒黄柏、知母，以除肾中燥热"。这句话读不通，可能有错简。前半句当指桃核承气汤证或抵当汤证，后半句所指的是通关丸证。

滑石配木通，或竹叶配木通，都有通窍导热利小便之用。《汤液本草》

中记录木通"通经利窍""主小便不利，导小肠热"。

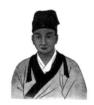

中满或但腹胀者，加厚朴，气不顺加橘皮，气滞加青皮一、橘皮三。

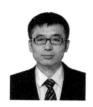

《汤液本草》中对上三味药的论述为，厚朴："《珍》云：去腹胀，厚肠胃。"青皮"《液》云：主气滞下食，破积结及膈气。"陈皮："《象》云：能益气。加青皮，减半，去滞气，推陈致新。"

青皮与陈皮相配，是常用的理气"对药"。与陈皮相较，青皮"有滞气则破滞气，无滞气则损真气"。因此，文中青皮用一、橘皮用三。

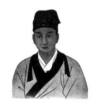

气短、小便利者，四君子汤中去茯苓，加黄芪以补之。如腹中气不转者，更加甘草一半。

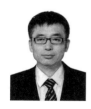

茯苓淡渗，利于小便不利而不利于气短。因此，气短而小便利者不用。

用四君子汤，小便利，去茯苓。易水学派医家们的这种用药讲究，值得我们学习。

四君子汤去茯苓加黄芪，应该是李东垣组成补中益气汤的基础方。

甘草令人中满，腹中气壅不转怎么可以加用甘草呢？临床上，只有中气虚极的情况下可加。

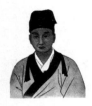

腹中刺痛，或周身刺痛者，或里急者，腹中不宽快是也。或虚坐而大便不得者，皆血虚也。血虚则里急，或血气虚弱而目睛痛者，皆加当归身。

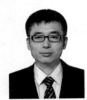

当归，血药。《汤液本草》引易老云："入手少阴，以其心主血也；入足太阴，以其脾裹血也；入足厥阴，以其肝藏血也。头能破血，身能养血，尾能行血，用者不分，不如不使。"

《汤液本草》又载："当归，味辛甘而大温。""《心》云：治血通用，能除血刺痛，以甘故能和血，辛温以润内寒。"辛以活血，甘以养血，温以散寒。

头痛者加川芎，苦头痛加细辛，此少阴头痛也。

川芎，治头痛专药。

细辛，治少阴经头痛。

发脱落及脐下痛，加熟地黄。

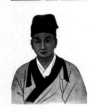

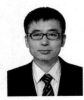

脐下属肾经分野，发为阴血所养，故发脱落及脐下痛，加熟地黄。

不必拘泥使用熟地黄，示人以加减范例。

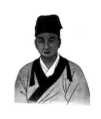

予平昔调理脾胃虚弱，于此五药中加减，如五脏证中互显一二证，各对证加药无不验。然终不能使人完复，后或有因而再至者，亦由督、任、冲三脉为邪，皆胃气虚弱之所致也。法虽依证加减，执方疗病，不依《素问》法度耳。

是以检讨《素问》《难经》及《黄帝针经》中说脾胃不足之源，乃阳气不足，阴气有余，当从六气不足、升降浮沉法，随证用药治之。盖脾胃不足，不同余脏，无定体故也。其治肝心肺肾有余不足，或补或泻，惟益脾胃之药为切。

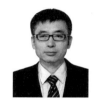

五药，指前文所述的平胃散、黄芪建中汤、四物汤、四君子汤、五苓散五方。李东垣在创立新说前，以这五方加减治疗脾胃虚弱引起的病变，疗效不错，"无不验"。然而，李东垣并没有满足于近期疗效的"无不验"，而是观察到有部分患者的远期疗效并不好，或外感，或内伤，都可引起病变反复，"终不能使人完复"。

病变反复的根本原因是"胃气虚弱"，即脾胃功能未能复原。从治疗的角度思考，气虚补气，血虚补血，胃虚补胃，脾虚补脾，上述五方的加减使用并没有错，为什么仍是"胃气虚弱""终不能使人完复"呢？是选方有误？还是加减不足呢？都不是。是指导选方用药的脏腑补泻用药法自身的不足造成的，是用药法的选用有误。

李东垣不满足于临床较高的有效率，而是关注于治愈率，更多地关注于未治好的病例。临床中碰到疑难问题，李东垣的解决方法之一是从经典中找答案，在学习《素问》《灵枢》《难经》中提高自己的临床水平。

重新研读经典，使李东垣进一步明白了：土生四脏，治疗脾胃虚弱引起的诸多病变，不仅仅是治疗脏腑本身，更重要的是恢复脾胃的升降，恢复人体气机的升降浮沉。即，治疗不应该用脏腑补泻用药法，而应该使用升降浮沉补泻用药法。此即"《素问》法度"。

《黄帝针经》，即《灵枢》。

"六气不足"，似为"元气不足"之误。

"阳气不足，阴气有余"，是指升浮不足，降沉有余。

"无定体"，是指脾不主时，寄旺于四时之末。

"肝心肺肾有余不足"，即升浮降沉的有余不足。

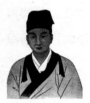

《经》言：至而不至，是为不及，所胜妄行，所生受病，所不胜乘之也。

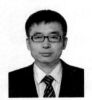

这段经文引自《素问·六节藏象论篇第九》。原文："至而不至，此谓不及。则所胜妄行，而所生受病，所不胜薄之也，命曰气迫。"

这段经文是黄帝与岐伯在讨论五行运气、更迭主时的太过与不及问题时的"不及"。其讨论的前提是"五运终始，如环无端"，"五气更立，各有所胜"。即五行运气终而复始，循环往复，像圆环一样没有开端。五行运气更迭主时，各有其所胜。

"未至而至，此谓太过……至而不至，此谓不及"。李东垣以内伤不足立论，所以只讨论"不及"。

"夫自古通天者，生之本，本于阴阳"。人道与天道相通相应。天地间有春夏秋冬四季更替，人体内也有春夏秋冬四时更迭。人体内的四时，即脏气的主时。因此，至而不至，于天地言，是指时令已到而气候不到；于人体言，是指时令已到而相应的脏气不到。对于健康的人体而言，体内的时令与天地间的时令是相通相应的。

值得注意的是，在《素问·六节藏象论篇第九》中有这么一段话："春胜长夏，长夏胜冬，冬胜夏，夏胜秋，秋胜春。所谓得五行时之胜，各以其气命其脏。"

人体的五脏是根据五行之气命名的。似乎我们可以这样理解：肝即春，心即夏，脾即长夏，肺即秋，肾即冬。天人不仅仅是相应，更应该是合一。

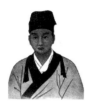

至而不至者，谓从后来者为虚邪，心与小肠来乘脾胃也。脾胃脉中见浮大而弦，其病或烦躁闷乱，或四肢发热，或口苦、舌干、咽干。盖心主火，小肠主热，火热来乘土位，乃湿热相合，故烦躁闷乱也。四肢者，脾胃也。火乘之，故四肢发热也。饮食不节，劳役所伤，以致脾胃虚弱，乃血所生病。主口中津液不行，故口干、咽干也。病人自以为渴，医者治以五苓散，谓止渴燥，而反加渴燥，乃重竭津液以至危亡。《经》云：虚则补其母。当于心与小肠中，以补脾胃之根蒂也。甘温之药为之主，以苦寒之药为之使，以酸味为之臣佐，以其心苦缓，急食酸以收之。心火旺则肺金受邪，金虚则以酸补之，次以甘温及甘寒之剂，于脾胃中泻心火之亢盛，是治其本也。

火生土，本当土气主时而仍为火气主时者，属"至而不至"。就人体而言，本当脾土主时而仍为心火主时，因此说"心与小肠来乘脾胃""从后来者为虚邪"。

火生土，在五行相生序列中，火在后，土在前，因此说"从后来者"。后，指生我之脏。《难经·五十难》有："从后来者为虚邪，从前来者为实邪，从所不胜来者为贼邪，从所胜来者为微邪，自病者为正邪。"

"脾胃脉"，即脉缓或迟缓。或指右关脉。

《素问·阴阳应象大论篇第五》中有：心"在天为热"，脾"在天为湿"。"湿热相合"可以理解为广义的心脾同病，不一定要理解为狭义的湿邪与热邪相合。

为什么"脾胃虚弱，乃血所生病"呢？《素问·阴阳应象大论篇第五》："心生血，血生脾。"脾胃虚弱，心火来乘，因此说"乃血所生病"。

脾胃虚弱，心火犯土，脉症可见：脉缓中见浮大而弦，或右关脉见浮大而弦，烦躁闷乱，四肢发热，口苦，舌干，咽干。这一组脉症的表现，即李东垣所说的"阴火"的表现。治疗这种阴火，不可以因为口干而用五苓散利饮布津，因为这种口干并不是饮邪为病，而应该治脾、治心，补脾胃之虚，泻心火之亢。补脾胃之虚治以甘温，泻心火之亢治以苦寒。火克金，佐以酸补以护金。

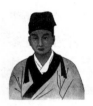

所胜妄行者，言心火旺，能令母实。母者，肝木也。肝木旺，则挟火势无所畏惧而妄行也。故脾胃先受之，或身体沉重，走疰疼痛。盖湿热相搏，而风热郁而不得伸，附著于有形也。或多怒者，风热下陷于地中也。或目病而生内障者，脾裹血，胃主血，心主脉，脉者血之府也。或云心主血，又云肝主血，肝之窍开于目也。或妄见妄闻，起妄心，夜梦亡人，四肢满闭转筋，皆肝木太盛而为邪也。或生痿，或生痹，或生厥，或中风，或生恶疮，或作肾痿，或为上热下寒，为邪不一，皆风热不得升长，而木火遏于有形中也。

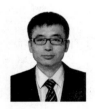

木克土，所胜于脾土者是肝木。"所胜妄行"指肝木乘脾土。

木为火之母，心肝火旺，妄行乘土，可见肝热与脾虚脾湿相合见症，如身体沉重、关节疼痛、多怒、目病内障、幻视、幻听、幻觉、夜梦死去的人、四肢憋胀、小腿转筋、痿、痹、厥、中风、恶疮等，见症不一。尽管见症不一，总因脾虚升浮不足、木火郁遏引起。

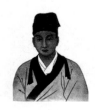

所生受病者，言肺受土、火、木之邪，而清肃之气伤，或胸满、少气、短气者，肺主诸气，五脏之气皆不足，而阳道不行也。或咳嗽寒热者，湿热乘其内也。

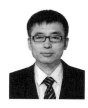

土生金，脾土所生是肺金。土虚不能生金致金虚，金虚相对克我之火和我克之木较盛，可引起火乘金和木侮金。因此说："所生受病者，言肺受土、火、木之邪。"

肺主气，肺居上焦主清肃。肺虚受邪，清肃失职，"阳道不行"，可见胸满、少气、短气、咳嗽、寒热等见症。

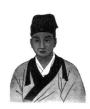

所不胜乘之者，水乘木之妄行，而反来侮土。故肾入心为汗，入肝为泣，入脾为涎，入肺为痰、为嗽、为涕、为嚏、为水出鼻也。一说下元土盛克水，致督、任、冲三**脉盛，火旺煎熬，令水沸腾而乘脾肺，故痰涎唾出于口**也。**下行为阴汗，为外肾冷，为足不任身，为脚下隐痛，或水附木势而上，为眼涩，为眵，为冷泪，此皆由肺金之虚而寡于畏也。**

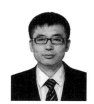

土克水，所不胜于脾土者是肾水。水生木，木克土。土虚，木与水强，致肾水侮脾土。

《素问·水热穴论篇第六十一》指出肾主水，"诸水皆生于肾"。《素问·宣明五气篇第二十三》指出五脏化生五液："五脏化液：心主汗，肺主涕，肝主泪，脾主涎，肾主唾。"因此，李东垣说："肾入心为汗，入肝为泣，入脾为涎，入肺为痰、为嗽、为涕、为嚏、为水出鼻也。"泣，即泪。

土虚水侮，多见的是与水液有关的病症，如多汗、多泪、多涎、痰嗽、流涕、喷嚏、下阴汗出、前阴冷、双足无力、足底隐痛、眼涩、眵多、冷泪等。其机理不外乎土虚金弱，水木无制而反侮。

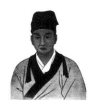

夫脾胃不足，皆为血病。是阳气不足，阴气有余，故九窍不通。诸阳气根于阴血中，阴血受火邪则阴盛，阴盛则上乘阳分，而阳道不行，无生发升腾之气也。夫阳气走空窍者也，阴气附形质者也。如阴气附于上，阳气升于

天，则各安其分也。

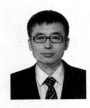

这段文字是李东垣提出的很重要的学说观点，但不容易读明白。

脾胃不足是气不足，为什么"皆为血病"？

仔细品读这段文字，阳气不足是指升浮不足，阴气有余是指降沉不足。清阳不能出走清窍，故九窍不通。

阳气升浮为天，无形质；阴气降沉为地，有形质。有序的升浮与降沉，是为天地之道。因此说："夫阳气走空窍者也，阴气附形质者也。如阴气附于上，阳气升于天，则各安其分也。"

阳气升浮以阴气降沉为基础。阴气降沉，在人体即有形之阴血（生理上）。因此说："诸阳气根于阴血中。"

阴火内生，影响了阴气的降沉，可进一步影响阳气的升浮。因此说："阴血受火邪则阴盛，阴盛则上乘阳分，而阳道不行，无生发升腾之气也。"

阴血，即阴气降沉；阴盛，指沉降不足；上乘阳分，也是指降沉不足，占据阳位；阳道不行，指阳气升浮不足。

"脾胃不足，皆为血病"，似乎在说升浮降沉失序的病变。"血病"的"血"，应该是该段文字中"阴血"的意思，而不是用熟地黄、当归所补的"血"的意思。

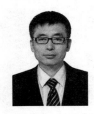

《医学发明》中说："夫百病昼则增剧，遇夜安静，是阳病有余，乃气病而血不病也。百病夜则增剧，昼则安静，是阴病有余，乃血病而气不病也。"

如这样理解，血病即阴病。

进一步理解，与阳病相对，阴病即内伤病。

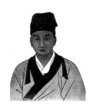

今所立方中，有辛甘温药者，非独用也。复有甘苦大寒之剂，亦非独用也。以火、酒二制为之使，引苦甘寒药至顶，而复入于肾肝之下，此所谓升降浮沉之道，自偶而奇、奇而至偶者也。阳分奇，阴分偶。泻阴火，以诸风药，升发阳气，以滋肝胆之用，是令阳气生，上出于阴分，末用辛甘温药接其升药，使火发散于阳分，而令走九窍也。

《经》云：食入于胃，散精于肝，淫气于筋；食入于胃，浊气归心，淫精于脉；脉气流经，经气归于肺；肺朝百脉，输精于皮毛；毛脉合精，行气于腑。且饮食入胃，先行阳道，而阳气升浮也。浮者阳气散满皮毛，升者充塞头顶，则九窍通利也。

若饮食不节，损其胃气，不能克化，散于肝，归于心，溢于肺，食入则昏冒欲睡，得卧则食在一边，气暂得舒，是知升发之气不行者此也。《经》云：饮入于胃，游溢精气，上输于脾，脾气散精，上归于肺。病人饮入胃，遽觉至脐下，便欲小便。由精气不输于脾，不归于肺，则心火上攻，使口燥咽干，是阴气大盛，其理甚易知也。况脾胃病则当脐有动气，按之牢若痛，有是者乃脾胃虚，无是则非也，亦可作明辨矣。

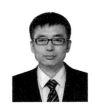

李东垣内伤学说的三大治法：补中，升阳，泻阴火。

甘温补中，甘苦大寒泻阴火，辛味风药升阳。

李东垣在这里强调，辛甘温药和甘苦大寒药"非独用"，需配合使用，才能起到恢复升浮降沉的作用。

"泻阴火"三字出现在"以诸风药"前似有些不通，如移至"肾肝之下"可读通。"以火、酒二制为之使，引苦甘寒药至顶，而复入于肾肝之下泻阴火，此所谓升降浮沉之道，自偶而奇、奇而至偶者也"。这是从用药的角度讲述"升降浮沉之道"。使用苦甘寒药泻阴火，不单用，可伍以风药升清阳，也可以用火制、酒制（即后文所谓"酒洗""火炒制"），火与酒都有辛升、辛散之性。

"以诸风药，升发阳气，以滋肝胆之用，是令阳气生，上出于阴分"。

肝胆之用即春升，风药恢复春升，升发阳气。这是配合泻阴火"入于肾肝之下"而使用的。肾肝，即下焦，喻指"冬沉"。

"末用辛甘温药接其升药，使火发散于阳分，而令走九窍也"。升清阳、泻阴火，如果没有甘温补中作为基础，只能取效一时，无法彻底恢复升降浮沉。只有甘温补中，升阳才有基础，阴火才不再生，仍然在强调三大治法的配合使用。"火"，当指阳气。"走九窍"，即《素问》"清阳出上窍"之意。

李东垣引用《素问·经脉别论第二十一》中的两段经文，旨在说明：生理上，饮食入胃，化生精微，升浮布化于周身，即"饮食入胃，先行阳道，而阳气升浮也，浮者阳气散满皮毛，升者充塞头顶，则九窍通利也"。病理上，饮食入胃，不得升浮布化，则水谷转为浊阴，甚则内生阴火，表现为昏冒欲睡，饮则尿频，口燥咽干，脐腹满痛、悸动等。

李东垣始终在强调"清阳为天""清阳出上窍""清阳发腠理""清阳实四支"（《素问·阴阳应象大论篇第五》）的重要性。

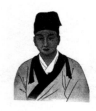

脾胃不足，是火不能生土，而反抗拒，此至而不至，是为不及也。

白术君　人参臣　甘草佐　芍药佐　黄连使　黄芪臣　桑白皮使

诸风药皆是风能胜湿也，及诸甘温药亦可。

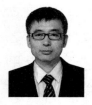

前文从理论上阐释了内伤脾胃病变中与心、肺、肝、肾四脏的关系，下面这部分文字从治疗用药方面阐释。

需要注意的是，这部分文字是在列举在某种情况该如何组方、用药，而不是传递一张较固定的方剂。是在讲组方之法，而不是讲一张固定的处方。

脾胃不足，白术为君，人参、甘草、黄芪为臣。正好是四君子汤去茯苓加黄芪，也是补中益气汤的基础用药。四味药都属"湿化成"类，内生阴火时可加用"寒沉藏"类药或"燥降收"类药。

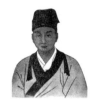

心火亢盛，乘于脾胃之位，亦至而不至，是为不及也。

黄连君 黄柏臣 生地黄臣 芍药佐 石膏佐 知母佐 黄芩佐 甘草使

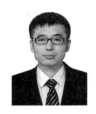

心火亢盛，黄连为君，黄柏、生地黄为臣，也可佐用石膏、知母、黄芩、芍药等为臣。这种用药，用脏腑辨证用药法是解释不通的。这里的心火亢盛，是指升浮太过，需要用"寒沉藏"类药物来治疗。实际上，就是李东垣所说的"阴火"。

当然，在治疗时，也需要根据上、中、下三焦及脏腑、归经等选择用药。

肝木妄行，胸胁痛，口苦舌干，往来寒热而呕，多怒，四肢满闭，淋溲，便难，转筋，腹中急痛，此所不胜乘之也。

羌活佐 防风臣 升麻使 柴胡君 独活佐 芍药臣 甘草臣 白术佐 茯苓佐 猪苓 泽泻佐 肉桂臣 藁本 川芎 细辛 蔓荆子 白芷 石膏 黄柏佐 知母 滑石

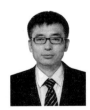

肝木妄行，以柴胡为君，防风、芍药等为臣。这种用药法也不同于脏腑辨证法中肝木乘脾土的用药法。以柴胡、防风及羌活、独活等"风升生"类药物治疗，是在恢复春升。芍药以及茯苓、猪苓、泽泻等"燥降收"类药物和石膏、知母、黄柏等"寒沉藏"类药物，是在降浊阴、泻阴火。

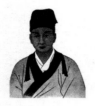

肺金受邪，由脾胃虚弱不能生肺，乃所生受病也。故咳嗽气短，气上，皮毛不能御寒，精神少而渴，情惨惨而不乐，皆阳气不足，阴气有余，是体有余而用不足也。

人参君 白术佐 白芍佐 橘皮臣 青皮以破滞气 黄芪臣 桂枝佐 桔梗引用 桑白皮佐 甘草诸酸之药皆可 木香佐 槟榔 五味子佐，此三味除客气

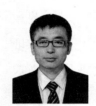

肺金受邪，以人参为君，黄芪、橘皮、青皮为臣，四味药都属于"湿化成"类药物。

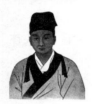

肾水反来侮土，所胜者妄行也。作涎及清涕，唾多，溺多而恶寒者是也。土火复之，及二脉为邪，则足不任身，足下痛，不能践地，骨乏无力，喜睡，两丸冷，腹阴阴而痛，妄闻妄见，腰脊背胛皆痛。

干姜君 白术臣 苍术佐 附子佐，炮，少许 肉桂去皮，少许 川乌头臣 茯苓佐 泽泻使 猪苓佐

肾水侮土，以"热浮长"的干姜为君，臣以"热浮长"类药物肉桂、乌头和"湿化成"类药物白术，以"燥降收"类药物茯苓、猪苓、泽泻等为佐使。

上面这五段文字，表面上看李东垣在谈脾胃、心、肝、肺、肾，实际上是谈气虚阴火，谈升降浮沉。

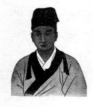

夫饮食入胃，阳气上行，津液与气入于心，贯于肺，充实皮毛，散于百脉。脾禀气于胃，而浇灌四旁，营养气血者也。今饮食损胃，劳倦伤脾，脾胃虚则火邪乘之而生大热，当先于心分补脾之源。盖土生于火，兼于脾胃中泻

火之亢甚，是先治其标，后治其本也。

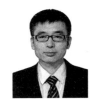

水谷精微随阳气上行、布化、浇灌、荣养等，有赖于胃纳脾升。如饮食、劳倦伤及脾胃，胃纳脾升失常，阳气上行、布化障碍，郁而化火，即阴火内生。此阴火在五行中属火，因此说"火邪乘之"。泻火是治标，补土是治本。

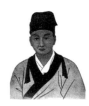

且湿热相合，阳气日以虚，阳气虚则不能上升，而脾胃之气下流，并于肾肝，是有秋冬而无春夏。春主升，夏主浮，在人则肝心应之，弱则阴气盛，故阳气不得营经。《经》云：阳本根于阴。惟泻阴中之火，味薄风药升发，以伸阳气，则阴气不病，阳气生矣。《传》云：履端于始，序则不愆。正谓此也。

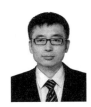

湿热相合，即火土合病，即气虚阴火。气虚阴火，即升浮降沉障碍。升浮降沉障碍，关键在升浮不足。升浮不足，则降沉有余，即"有秋冬而无春夏"。治疗关键在以"味薄风药"恢复阳气的升浮。

履端，推算日历的起点，指农历正月初一。《左传》曰："先王之正时也，履端于始，举正于中，归余于终。履端于始，序则不愆。举正于中，民则不惑。归余于终，事则不悖。"李东垣引用"履端于始，序则不愆"，旨在强调升浮降沉的有序，关键在升。也可以说，有春夏，自有秋冬。

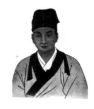

《四气调神大论》云：天明则日月不明，邪害空窍，阳气者闭塞，地气者冒明，云雾不精，则上应白露不下。在人则缘胃虚，以火乘之。脾为劳倦所伤，劳则气耗，而心火炽动，血脉沸腾，则血病而阳气不治，阴火乃独炎于上而走空窍，以至燎于周身，反用热药以燥脾胃，则谬

之谬也。

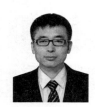

劳倦伤脾，升浮降沉失序，阴火内生，弥漫周身。治疗重点在于恢复升浮降沉，而不在温补脾胃。

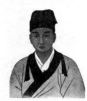

胃乃脾之刚，脾乃胃之柔，表里之谓也。饮食不节，则胃先病，脾无所禀而后病。劳倦则脾先病，不能为胃行气而后病。其所生病之先后虽异，所受邪则一也。

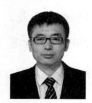

胃腑属阳，为刚为表；脾脏属阴，为柔为里。饮食伤胃，劳倦伤脾，有主次之分、先后之异，但不独病。无论是饮食伤还是劳倦伤，最终结果都是脾胃虚弱，升浮降沉失常，阴火内生。

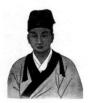

胃为十二经之海，十二经皆禀血气，滋养于身。脾受胃之禀，行其气血也。脾胃既虚，十二经之邪不一而出。

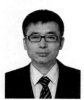

人身十二经所禀受的气血皆来源于脾胃的生化和布化。脾胃虚则十二经容易发生病变。

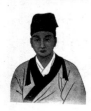

假令不能食而肌肉削，乃本病也。其右关脉缓而弱，本脉也。而本部本证脉中兼见弦脉，或见四肢满闭淋溲、便难、转筋一二证，此肝之脾胃病也，当于本经药中加风药以泻之。

本部本证脉中兼见洪大，或见肌热、烦热、面赤而不能食、肌肉消一二证，此心之脾胃病也，当于本经药中加泻心火之药。

本部本证脉中兼见浮涩，或见气短、气上、喘咳、痰盛、皮涩一二证，此肺之脾胃病也，当于本经药中兼泻肺之体及补气之药。

本部本证脉中兼见沉细，或见善恐、欠之证，此肾之脾胃病也，当于本经药中加泻肾水之浮，及泻阴火伏炽之药。

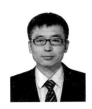

不能食是胃病，肌肉削是脾病。脾胃虚弱的基本脉象是右关脉缓而弱。如在右关脉缓而弱的基础上，兼见弦脉，是肝之脾胃病；兼见洪大脉，是心之脾胃病；兼见浮涩脉，是肺之脾胃病；兼见沉细脉，是肾之脾胃病。兼见相关脉象时，往往在脾胃病变症状的基础上伴见相关脏腑病变的部分症状。治疗时，也需要兼治相关脏腑。

如何理解"肝之脾胃病""心之脾胃病""肺之脾胃病""肾之脾胃病"？

《慎斋遗书》中认为："人之生死关乎气，气纳则为宝。气纳则归肾，气不纳则不归肾。气不归肾者，谓脾胃之气不得到肾也。其不到有五：心之脾胃，肝之脾胃，肺之脾胃，肾之脾胃，脾胃之脾胃。不到者，由先后天不能相生故也。盖肾为先天五脏之使，天一生水也。脾胃为后天五脏之成，成数五。五，土数也，乃天生地成之义也。凡五脏中有一脏不能禀生成之气，则病矣。如心之脾胃虚，则胃气不到于心，心则无成，亦不奉生，而气不归肾。气不归肾，则如树之不能有雨露，而枝叶不能有生气而枯也。举一而五脏可类推矣。""胃中阳气，贯于五脏之内，假令胃中阳气不到于肺，即是肺之脾胃虚也。余可类推。"

通常，阴阳中复有阴阳，是我们所熟知惯用的，而五行中复有五行，是我们所不太常用的。理解李东垣的脾胃学说，有时需要用到"立体思维"，即脾（胃）是五脏之一，而五脏中又各有脾胃。其实，这一点也好理解：气的升浮降沉形成了春夏秋冬，而四季中每一季也各有其自身的升浮降沉。

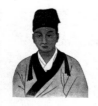

《经》云：病有逆从，治有反正。除四反治法，不须论之。其下云：惟有阳明、厥阴不从标本，从乎中。其注者以阳明在上，中见太阴；厥阴在上，中见少阳为说。予独谓不然，此中非中外之中也，亦非上中之中也，乃不定之辞。盖欲人临病，消息酌中用药耳。以手足阳明、厥阴者，中气也。在卯酉之分，天地之门户也。春分、秋分以分阴分阳也，中有水火之异者也。况手厥阴为十二经之领袖，主生化之源，足阳明为十二经之海，主经营之气，诸经皆禀之。言阳明、厥阴与何经相并而为病，酌中以用药，如权之在衡，在两则有在两之中，在斤则有在斤之中也。

所以言此者，发明脾胃之病，不可一例而推之，不可一途而取之，欲人知百病皆由脾胃衰而生也。毫厘之失，则灾害立生。

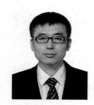

《素问·至真要大论篇第七十四》："帝曰：何谓逆从？岐伯曰：逆者正治，从者反治，从少从多，观其事也。帝曰：反治何谓？岐伯曰：热因热用，寒因寒用，塞因塞用，通因通用。必伏其所主，而先其所因……"

四反治法，当指热因热用、寒因寒用、塞因塞用、通因通用。

《素问·至真要大论篇第七十四》又云："帝曰：六气标本，所从不同，奈何？岐伯曰：气有从本者，有从标本者，有不从标本者也。帝曰：愿卒闻之。岐伯曰：少阳、太阴从本，少阴、太阳从本从标，阳明、厥阴，不从标本，从乎中也。故从本者，化生于本；从标本者，有标本之化；从中者，以中气为化也。"

李东垣对这两段经文的理解，在《医学发明》中有专论"病有逆从，治有反正论"。论中指出："夫四反治者，是明四经各经之病源。一经说手足二经内之病证，便是八经，治法亦然。""手少阳三焦之经，治法曰通因通用……手少阴心之经，乃寒因热用……足太阳膀胱之经，乃热因寒用……手太阴肺之经，乃塞因塞用。""故阳明纯阳，厥阴纯阴，此二者标本不相反。故以寒治热，以热治寒，正治之法也。"

李东垣在这里引用经文，反复解读"逆从""反正"，似乎在强调：对于脾胃病变的认识，不要单单局限于脾胃本身的虚实寒热，要置脾胃于五行五脏中、四时六气中；对于脾胃病变的治疗，不要单单局限于脏腑虚实寒热补泻中，而要扩展到升降浮沉补泻中。临床上，并不只是脾胃病由脾胃衰而生，而是百病皆由脾胃衰而生。重在明理以应万变，忌执一而不知变通。

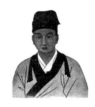

假如时在长夏，于长夏之令中立方，谓正当主气衰而客气旺之时也。后之处方者，当从此法加时令药，名曰补脾胃泻阴火升阳汤。

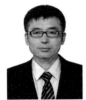

在明理的基础上，举例如何立法处方。正如张元素在《医学启源》中所说："下之二方，非为治病而设，此乃教人比证立方之道，容易通晓也。"

补脾胃泻阴火升阳汤

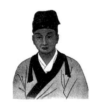

柴胡一两五钱　甘草炙　黄芪臣　苍术泔浸，去黑皮，切作片子，日曝干，锉碎，炒　羌活以上各一两　升麻八钱　人参臣　黄芩以上各七钱　黄连去须，酒制，五钱，炒，为臣，为佐　石膏少许，长夏微用，过时去之，从权

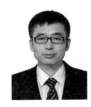

补脾胃泻阴火升阳汤由10味药组成，用"东垣先生药类法象"分析：黄芪、人参、炙甘草、苍术4味药属"湿化成"类，柴胡、羌活、升麻3味药属"风升生"类，黄芩、黄连、石膏3味药属"寒沉藏"类。

方中以黄芪、人参、炙甘草"补脾胃"，以黄芩、黄连、石膏"泻阴火"，以柴胡、羌活、升麻"升阳"，因此方名为"补脾胃泻阴火升阳汤"。

本方是《脾胃论》一书中出现的"第一方",完美体现了李东垣"内伤学说"的三大治法:补中、升阳、泻阴火,似乎可作为李东垣学说的代表方。

但是本方并没有出现于李东垣生前写成的《内外伤辨惑论》一书中。从《内外伤辨惑论》一书的架构和内容分析,李东垣"内伤学说"的代表方剂之一仍是补中益气汤,本方仍可以看作补中益气汤的加减方之一。

需要注意的是,本方中柴胡剂量最大,羌活的剂量与黄芪、炙甘草等同,升麻的剂量大于人参的剂量,与补中益气汤中黄芪、人参、炙甘草与升麻、柴胡的剂量比完全不同。从原方来看,本方更侧重于升阳泻阴火。

《医方集解》在"补养之剂"中收录了本方,言其"治饮食伤胃,劳倦伤脾,火邪乘之而生大热,右关脉缓弱,或弦,或浮数"。

脾胃内伤,阴火较显,脉象右关独异多见,严格来说应该是关前一分之"气口"脉。从原方原量来看,将该方收录在"泻火之剂"中倒也不是不可以。

费伯雄在《医方论》中说:"《东垣十书》,予最为服膺,以其重脾胃为正法眼藏也。如此方中升、柴、黄连、黄芩、石膏等,皆非可轻投,后人但师其意,不泥其方可耳。"

实际上,用好升麻、柴胡、黄芩、黄连、石膏是用好本方的关键。升麻、柴胡、羌活与黄芩、黄连、石膏的剂量比,要因人、因时、因证而施,最是考验医者。东垣在石膏下言:"少许,长夏微用,过时去之,从权。"石膏"从权",黄连、柴胡也需"从权",提醒后学者,这两组药都是"从权"而用,需临证"斟酌"而用。

《医宗金鉴·杂病心法要诀》中,补脾胃泻阴火升阳汤"内伤气虚,热多湿少,阴火困脾,阳气不得上升,脾胃之证,宜服此方"。并与升阳益胃汤作对比:"此方所治,虽同升阳益胃之证,然无大便不调,小便频数,洒洒恶寒肺病,惨惨不乐阳伤之证也。"(升阳益胃汤"内伤气虚,湿多热少,遏抑春生清气,不得上升,脾胃之证,宜服此汤")

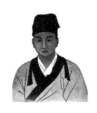

上件㕮咀，每服三钱，水二盏，煎至一盏，去渣，大温服，早饭后、午饭前，间日服。服药之时，宜减食，宜美食。服药讫，忌语话一二时辰许，及酒、湿面、大料物之类，恐大湿热之物，复助火邪而愈损元气也。亦忌冷水及寒凉、淡渗之物及诸果，恐阳气不能生旺也。宜温食及薄滋味以助阳气。大抵此法此药，欲令阳气升浮耳。若渗泄淡味皆为滋阴之味，为大禁也。虽然亦有从权而用之者，如见肾火旺及督、任、冲三脉盛，则用黄柏、知母酒洗讫，火炒制加之，若分两则临病斟酌，不可久服，恐助阴气而为害也。小便亦或涩当利之，大便涩当行之，此亦从权也，得利则勿再服。此虽立食禁法，若可食之物一切禁之，则胃气失所养也，亦当从权而食之，以滋胃也。

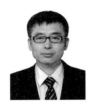

㕮咀，罗天益在《卫生宝鉴》中说："古人用药治病，择净口咀嚼，水煮服，谓之咀。后人用铡刀细锉，桶内锉过，以竹筛齐之。"

注意，"每服三钱"，"间日服"，用量极小。

如用较大剂量，需注意调整升清药与泻阴火药的剂量比。

"早饭后、午服前"服，即饭后一时左右服，不是空腹服。辅以"素食""减食""温食""薄滋味"忌"湿热之物"等，意在谷气助药气升清。

多言伤气，生冷、瓜果及淡渗利下药伤损阳气、不利升浮，皆忌。

当然，食忌、药忌，并非绝对，在明理的基础上，临证还需圆机活法，灵活对待。

四、肺之脾胃虚论

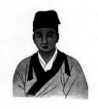

脾胃之虚，怠惰嗜卧，四肢不收。时值秋燥令行，湿热少退。体重节痛，口苦舌干，食无味，大便不调，小便频数，不嗜食，食不消，兼见肺病，洒淅恶寒，惨惨不乐，面色恶而不和，乃阳气不伸故也。当升阳益胃，名之曰升阳益胃汤。

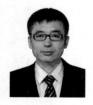

脾胃气虚，症见"怠惰嗜卧，四肢不收"。长夏湿热少退，但仍有湿热，脾胃虚兼湿热，症见"体重节痛，口苦舌干，食无味，大便不调，小便频数，不嗜食，食不消"。秋燥令行，本当由夏浮转为秋降，但一方面，脾胃气虚，转化不足，即肺降不足；另一方面，湿热内滞，肺降道路不畅。肺主皮毛，肺虚，宣降失和，症见"洒淅恶寒，惨惨不乐，面色恶而不和"。

治疗上，一方面应当补中升清促使其转化；另一方面，应当清化湿热以助肺降。

临证中，使用升阳益胃汤的辨识要点为：脾胃气虚见症、湿热内阻见症、胃降脾升失和见症和阳气不伸的皮毛见症。至于是否秋燥令行，仅作参考。

薛立斋在注《明医杂著》中写道："光禄扬立之，元气素弱，饮食难化，泄泻不已，小便短少，洒淅恶寒，体重节痛。余以为脾肺虚，用升阳益胃汤而痊。大凡泄泻服分利调补等剂不应者，此肝木郁于脾土，必用升阳益胃之剂，庶能保生。"

元气虚弱，肝木郁于脾土之泄泻，使用升阳益胃汤的辨证眼目在于见到洒淅恶寒、体重节痛等肺表和湿热见症。在临证时，这组症状很容易在问诊中漏掉。

升阳益胃汤

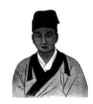

黄芪二两　半夏汤洗，此一味脉涩者宜用　人参去芦　甘草炙，以上各一两　白芍　防风以其秋旺，故以辛温泻之　羌活独活以上各五钱　橘皮不去瓤，四钱　茯苓小便利、不渴者勿用泽泻不淋勿用　柴胡　白术以上各三钱　黄连二钱

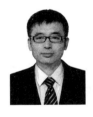

升阳益胃汤由14味药组成，用"药类法象"分析：黄芪、人参、炙甘草、白术、橘皮、半夏6味药属"湿化成"类，白芍、茯苓、泽泻3味药属"燥降收"类，防风、羌活、独活、柴胡4味药属"风升生"类，黄连属"寒沉藏"类。

方中以"湿化成"类药物为主组成以"益胃"，"风升生"类药物配伍"燥降收"类及"寒沉藏"类药物"升阳"，佐以降浊。立足于中焦，重在恢复升降出入。

本方可以看作是在四君子汤加黄芪补中益气的基础上，加防风、羌活、独活、柴胡升清，合二陈汤加泽泻降浊，再加白芍、黄连泻阴火。

《临证指南医案》中载一案："黄九岁，久泻兼发疮痍，是湿胜热郁。苦寒必佐风药，合乎东垣脾宜升、胃宜降之旨。人参、川连、黄柏、广皮、炙草、生于术、羌活、防风、升麻、柴胡、神曲、麦芽。"

本案用方并不是升阳益胃汤，但方中用人参、白术、炙甘草补中益气，羌活、防风、升麻、柴胡升清，陈皮、神曲、麦芽降浊，黄连、黄柏泻阴火。补中、升清、降浊、泻阴火，叶天士所用正是李东垣手法。

单从药物组成分析，升阳益胃汤是在补中益气汤基础上，去升麻、当归，加防风、羌活、独活、半夏、茯苓、泽泻、白芍、黄连组成。在补中益气汤的基础上，加强了升降出入的力量。

《张氏医通》在谈到升阳益胃汤时说："不可误认阴寒而用热药，又不可误认实火而用凉药，宜此汤升举，微汗则愈。"

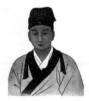

何故秋旺用人参、白术、芍药之类反补肺？为脾胃虚，则肺最受病，故因时而补，易为力也。

肺虚，顺秋旺而用补。

人参补肺，白术运脾，芍药制肝。从五行生克理论补肺。

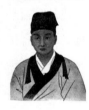

上㕮咀，每服三钱，生姜五片，枣二枚去核，水三盏，同煎至一盏，去渣，温服。早饭午饭之间服之。禁忌如前。其药渐加至五钱止。服药后，如小便罢而病加增剧，是不宜利小便，当少去茯苓、泽泻。若喜食，初一二日不可饱食，恐胃再伤，以药力尚少，胃气不得转运升发也。须薄滋味之食，或美食，助其药力，益升浮之气而滋其胃气也。慎不可淡食以损药力，而助邪气之降沉也。可以小役形体，使胃与药得转运升发，慎勿大劳役使复伤。若脾胃得安静尤佳。若胃气少觉强壮，少食果以助谷药之力。《经》云：五谷为养，五果为助者也。

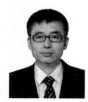

仍为小剂量，可根据病证的需要渐加。

引起升降出入障碍的主要矛盾仍然在于脾胃气虚，升浮不足。因此，养护和用药当时时注意不伤阳气、不损升浮。

五、君臣佐使法

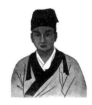

《至真要大论》云：有毒无毒，所治为主。主病者为君，佐君者为臣，应臣者为使。一法，力大者为君。

《素问·至真要大论篇第七十四》云："有毒无毒，所治为主，适大小为制也。"《类经》中解释为："治之之道，有宜毒者，有不宜毒者，但以所治为主，求当于病而已，故其方之大小轻重，皆宜因病而为之制也。"

《素问·至真要大论篇第七十四》又云："主病之谓君，佐君之谓臣，应臣之谓使，非上中下三品之谓也。"《类经》中解释为："主病者，对证之要药也，故谓之君。君者，味数少而分两重，赖之以为主也。佐君者谓之臣，味数稍多而分两稍轻，所以匡君之不迨也。应臣者谓之使，数可出入而分两更轻，所以备通行向导之使也。"

"力大者为君"是李东垣提出来的。

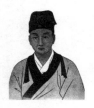

凡药之所用，皆以气味为主，补泻在味，随时换气。气薄者为阳中之阴，气厚者为阳中之阳。味薄者为阴中之阳，味厚者为阴中之阴。辛、甘、淡中热者为阳中之阳，辛、甘、淡中寒者为阳中之阴，酸、苦、咸之寒者为阴中之阴，酸、苦、咸之热者为阴中之阳。夫辛、甘、淡、酸、苦、咸，乃味之阴阳，又为地之阴阳也。温、凉、寒、热，乃气之阴阳，又为天之阴阳也。气味生成，而阴阳造化之机存焉。一物之内，气味兼有，一药之中，理性具焉。主对治疗，由是而出。

四气五味理论是中药学理论中最基本的理论之一。《神农本草经》序录云："药有酸咸甘苦辛五味，又有寒热温凉四气。"

五味入五脏，五脏对五味各有所喜、各有所恶，即五味对五脏有补和泻的作用，因此李东垣说"补泻在味"。寒热温凉四气，分别对应冬夏春秋四季，四气有应季者，有不应季者，因此李东垣说"随时换气"。

气味都有厚薄，气为阳，味为阴，气味相合，结合厚薄，又分出阳中之阳、阳中之阴、阴中之阳、阴中之阴。这段文字是李东垣在阐述中药学理论中的升浮降沉理论。升浮降沉理论是基于四气五味理论提出来的，是四气五味理论的进一步发展。

李东垣构建内伤学说和脾胃学说，所使用的中药学理论，最主要的是升浮降沉理论。

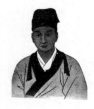

假令治表实，麻黄、葛根；表虚，桂枝、黄芪；里实，枳实、大黄；里虚，人参、芍药；热者，黄芩、黄连；寒者，干姜、附子之类为君。君药分两最多，臣药次之，使药又次之，不可令臣过于君，君臣有序，相与宣摄，则可以御邪除病矣。如《伤寒论》云：阳脉涩，阴脉弦，法当腹中急痛。以芍药之酸于土中泻木为君，饴糖、炙甘草甘温补脾养胃为臣，水挟木势亦来侮土，故脉弦而腹痛，肉桂大辛热佐芍药以退寒水，姜、枣甘辛温发散阳气，行于经脉皮毛为使，建中之名，于此见焉。有缓、急、收、散、升、降、浮、沉、涩、滑之类非一，从权立法于后。

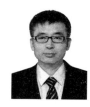

列举组方规矩。

值得注意的是，李东垣在这里对小建中汤的解读是基于治疗内伤病解读的，如芍药土中泻木，肉桂佐芍药退寒水等，是立足于脏腑辨证体系的解读。

小建中汤证的基本病机为土虚（水）寒，肝木乘脾。治疗以甘温为主补土虚，佐酸以泻木、热以祛寒。

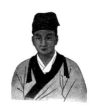

如皮毛、肌肉之不伸，无大热，不能食而渴者，加葛根五钱；燥热及胃气上冲，为冲脉所逆，或作逆气而里急者，加炒黄柏、知母；觉胸中热而不渴，加炒黄芩；如胸中结滞气涩，或有热病者，亦各加之。如食少而小便少者，津液不足也，勿利之，益气补胃自行矣。

皮毛、肌肉之不伸，指在表阳气不伸，即表气出入障碍，患者自觉周身不畅，或有轻微恶寒、憋胀之感。表气不伸，纳减而口渴，加葛根升散阳气、生津止渴。

中焦虚寒，胃气上逆，即或有冲气、肝气上逆，治疗也多用温而少用寒。如中虚基础上寒热错杂所致胃气上逆，也宜半夏泻心汤类方辛开苦降甘补。小建中汤加黄柏、知母，临床上较少使用。如果黄柏、知母配方中肉桂，所治证中含滋肾丸证，似乎又少见需要用大剂饴糖、芍药者。

如伴见胸中不畅，胸中热，可加黄芩苦降寒清，但只可小量、暂用。尚需注意是否有肺胃气滞。

津液不足引起小便少，酸甘化阴生津可愈，与饮停小便少治法不同。

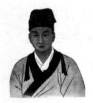

如气弱气短者，加人参。

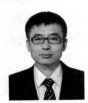

《金匮要略》中有小建中汤加黄芪，黄芪建中汤治疗"虚劳里急，诸不足"。此处李东垣用小建中汤加人参，也可以治疗"虚劳里急，诸不足"。黄芪基于补肺气而补诸气不足，人参基于补元气而补诸气不足。

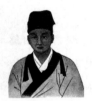

只升阳之剂助阳，尤胜加人参。

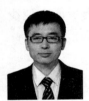

什么胜加人参？似乎读不通。

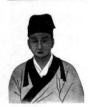

恶热、发热而燥渴，脉洪大，白虎汤主之；或喘者，加人参；如渴不止，寒水石、石膏各等分，少少与之，即钱氏方中甘露散，主身大热而小便数，或上饮下溲，此燥热也；气燥加白葵花，血燥加赤葵花。

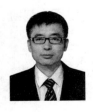

白虎汤证、白虎加人参汤证、甘露散证，以热、渴为主症。与小建中汤证无关。

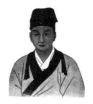

如脉弦，只加风药，不可用五苓散；如小便行病增者，此内燥津液不能停，当致津液，加炒黄柏、赤葵花。

小建中汤证，脉本当弦，似乎不需加风药，也与五苓散证无关。下面的文字也读不通，小建中汤证怎么会出现"内燥"呢？内燥怎么会"津液不能停"呢？

葵花，《汤液本草》中载："冷，阴中之阳。《珍》云：赤者治赤带，白者治白带。赤治血燥，白治气燥。"

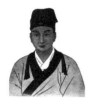

如心下痞闷者，加黄连一、黄芩三，减诸甘药。不能食，心下软而痞者，甘草泻心汤则愈。痞有九种，治有仲景五方泻心汤。

五泻心汤证所治痞证，似乎很少与小建中汤证相兼。黄芩、黄连所治痞证，舌苔不宜少；饴糖、芍药所治腹痛，舌苔不宜多。

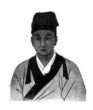

如喘满者，加炙厚朴。

如胃虚弱而痞者，加甘草。

如喘而小便不利者，加苦葶苈。小便不利者加之，小便利为禁药也。

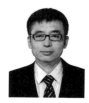

中气不降则肺气不降。小建中汤证伴见喘满，可加厚朴下气。

小建中汤证见痞，多不宜再加甘草。

中虚基础上见上焦饮停而喘，可加葶苈子利饮平喘。

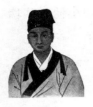

如气短、气弱而腹微满者，不去人参去甘草，加厚朴，然不若苦味泄之，而不令大便行。

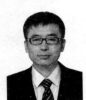

小建中汤中本没有人参。

甘能令人中满，故去甘草加厚朴？方中饴糖也为甘能助满之品。

苦味泻满，需配辛味，而非甘味。

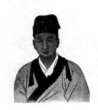

如腹微满而气不转，加之中满者，去甘草倍黄连加黄柏，更加三味五苓散少许；此病虽宜升宜汗，如汗多亡阳，加黄芪；四肢烦热肌热，与羌活、柴胡、升麻、葛根、甘草则愈。

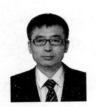

似与小建中汤证无关。

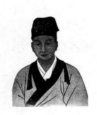

如鼻流清涕、恶风，或项、背、脊、膂强痛，羌活、防风、甘草等分，黄芪加倍，临卧服之。

气虚受风，益气祛风，也与小建中汤证无关。

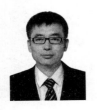

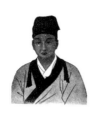

如有大热、脉洪大，加苦寒剂而热不退者加石膏。如脾胃中热，加炒黄连、甘草。凡治此病脉数者，当用黄柏，或少加黄连，以柴胡、苍术、黄芪、甘草，更加升麻，得汗出则脉必下，乃火郁则发之也。

如证退而脉数不退，不洪大而疾有力者，多减苦药加石膏。如大便软或泄者，加桔梗，食后服之。此药若误用，则其害非细，用者当斟酌，旋旋加之。如食少者，不可用石膏，石膏善能去脉数疾；病退脉数不退者，不可治也；如不大渴，亦不可用。如脉弦而数者，此阴气也。风药升阳以发火郁，则脉数峻退矣。

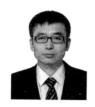

小建中汤证不会见到大热、脉洪大。补中益气汤证如阴火盛，可见到大热、脉洪大。

大热、脉洪大宜辛寒（石膏）而不宜苦寒。

这两段文字都不是说小建中汤的加减。

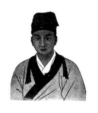

以上五法加减未尽，特以明大概耳。

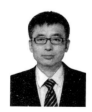

五法加减，似乎是在说兼见渴、小便不利、气短、喘满、大热的加减？

这部分文字，看起来似在讲如何按君臣佐使选药处方，并以小建中汤组成及临床加减为例说明。但仔细阅读，药物加减部分似与小建中汤证不能完全合拍，疑有错简串文之嫌。

六、分经随病制方

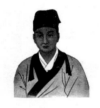

《脉经》云：风寒汗出，肩背痛，中风，小便数而欠者，风热乘其肺，使肺气郁甚也。

《脉经》："气盛有余则肩背痛，风，汗出，小便数而欠。气虚则肩背痛，寒，少气不足以息，溺色变，卒遗失无度。"

这是讨论肺经病变。《灵枢·经脉第十》中的论述与《脉经》中的文字有出入："气盛有余则肩背痛，风寒，汗出中风，小便数而欠。气虚则肩背痛，寒，少气不足以息，溺色变。"

李东垣似乎重新改写了经文，列举内伤病症中，邪侵肺经的临床表现和治疗。

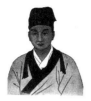

当泻风热，以通气防风汤主之。

泻风热，是基于内伤病治疗基础上的泻风热，与治疗外感病的泻风热有别。

通气防风汤

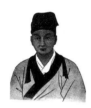

柴胡　升麻　黄芪以上各一钱　羌活　防风　橘皮　人参　甘草以上各五分　藁本三分　青皮　白豆蔻仁　黄柏以上各二分

上㕮咀，都作一服，水二大盏，煎至一盏，去渣，温服，食后。

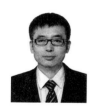

通气防风汤由12味药组成，用"药类法象"分析：柴胡、升麻、羌活、防风、藁本5味药属"风升生"类，黄芪、人参、甘草、橘皮、青皮5味药属"湿化成"类，白豆蔻仁属"热浮长"类，黄柏属"寒沉藏"类。结合用量分析，方中以"风升生"类药升阳散邪通经为主，辅以"湿化成"类药物补中益气，佐以白豆蔻仁和黄柏调节升降。

从药物组成分析，本方也可以看作是在补中益气汤基础上去白术、当归，加羌活、防风、藁本、青皮、白豆蔻仁、黄柏而成。但补中益气汤重在补中，故升麻、柴胡用量小；本方重在祛邪通经，故升麻、柴胡用量大。

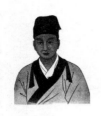

气盛者，宜服；面白脱色，气短者勿服。

如小便遗失者，肺气虚也，宜安卧养气，禁劳役，以黄芪、人参之类补之。不愈，当责有热，加黄柏、生地黄。

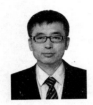

始终注意胃气（正气）的虚实。气盛，相对而言，指不以正虚为主要矛盾。如以正虚为主要矛盾，症见气短、面白脱色，即使见到肩背痛，也不可以用通气防风汤，而应以补益正气为主。

肺主气，为水之上源。肺气虚，可致小便遗失。如补肺气后，肺气虚改善，但仍小便遗失，可能在肺气虚的基础上下焦有热，当清下焦。

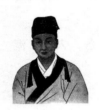

如肩背痛不可回顾，此手太阳气郁而不行，以风药散之。

如脊痛项强，腰似折，项似拔，上冲头痛者，乃足太阳经之不行也，以羌活胜湿汤主之。

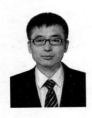

风寒侵袭肺经可引起肩背痛。如肩背痛伴见上至颈项、下至腰部的项背痛、腰脊痛，当考虑风寒外侵太阳经。

手太阳小肠经"上循臑外后廉，出肩解，绕肩胛，交肩上"。风寒外侵手太阳经可引起肩背痛不可回顾。

足太阳膀胱经"其直者，从巅入络脑，还出别下项，循肩髆内，挟脊抵腰中，入循膂，络肾属膀胱；其支者，从腰中下挟脊贯臀，入腘中……贯踹内，出外踝之后，循京骨，至小指外侧"。风寒外侵可引起经脉循行部位的病症，如脊痛、项强、腰似折、项似拔、头痛等。如合湿邪或湿热之邪，尚可见下文所说的腰沉、腿脚沉重无力等。

邪客经络，经气不畅，治疗总当"以风药散之"。

张璐在《张氏医通》中是这样记录的："风寒汗出中风，肩背痛，小便数而欠者，风热乘其肺而肺气郁甚也，当泻风热，消风散去僵蚕、蝉蜕加枳、桔。寒热少气不足以息而肩痛，小便遗失者，补中益气加门冬、五味。""肩背痛不可回顾，此手太阳气郁不行也，以风药散之，通气防风汤；若面白脱色，短气者勿服，宜逍遥散加人参。"

张璐的论述不一定符合李东垣原意，但临证可作参考。

李东垣所说的风热，当指风寒外感，因见小便数而欠，知风寒郁而化热。

张璐所用消风散当指《和剂局方》中的消风散，组成为：荆芥、川芎、羌活、防风、僵蚕、蝉蜕、茯苓、藿香、厚朴、陈皮、人参、甘草。去僵蚕、蝉蜕，加枳壳、桔梗，祛风湿，理肺气，属脏腑辨证用药法，与李东垣通气防风汤所用的升降浮沉用药法不同。

以风药散之，当用通气防风汤，还是羌活胜湿汤？即使按张璐所说，用通气防风汤，实际上所用的风药，仍然是羌活胜湿汤中所用到的羌活、防风、藁本等"太阳经药"。

羌活胜湿汤

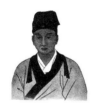

羌活　独活以上各一钱　甘草炙　藁本　防风以上各五分
蔓荆子三分　川芎二分

上件㕮咀，都作一服，水二盏，煎至一盏，去渣，温服，食后。

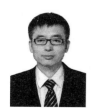

羌活胜湿汤由7味药组成，用"药类法象"分析：羌活、独活、藁本、防风、蔓荆子、川芎六味药属"风升生"类，只有甘草属"湿化成"类。全方重在散邪通经。

本方以风药祛邪为主，方中除炙甘草外没用补中的药物。是不是本证和内伤无关呢？《东垣试效方》中载一案，劳役伤后恶寒、头昏、烦热等，治用羌活胜湿汤，处方为：炙甘草三分，黄芪七分，生甘草五分，生黄芩、酒黄芩各三分，人参、羌活、防风、藁本、独活、细辛、蔓荆子、川芎各三分，升麻、柴胡各半钱，薄荷一分。

仔细分析案中处方，实为补中益气汤合羌活胜湿汤去白术、当归、陈皮加黄芩、细辛、薄荷加减而成。

这一案例提醒我们，只要病症需要，在使用羌活胜湿汤时是可以加用补药的，是可以合用补中益气汤的。

羌活胜湿汤仍然是李东垣治疗内伤病的列举方。

羌活胜湿汤以风药为主组成，风药长于胜湿，方名中也有"胜湿"，后世医家将其用作治疗湿邪袭表、湿流关节的专方。如吴昆在《医方考》中说："外伤于湿，一身尽痛者，此方主之。"此方即羌活胜湿汤。

羌活胜湿汤方中，诸风药的使用意在散风、祛寒、胜湿、通经脉，而不在于开表发汗。因此，当遵《金匮要略》中治风湿相搏之禁，不可大剂发汗，而宜小剂投用。

方中蔓荆子为"太阳经药"，是治疗头目疾患专药。"《象》云：治太阳经头痛，头昏闷，除目暗，散风邪药。胃虚人勿服，恐生痰疾。"（《汤液本草》）

《张氏医通》中指出："如无头痛，去蔓荆子，换苍术。"

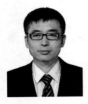

《张氏医通》中把羌活胜湿汤与《内外伤辨惑论》中的除风湿羌活汤作了比较："此治头项之湿，故用羌、防、芎、藁一派风药，以祛上盛之邪……其除风湿羌活汤，治外淫之湿，而无上冲头项之痛，则川芎、蔓荆无预也；亦无湿著腰疼之患，与独活尤无交涉，故但用羌、防、藁、姜，益入升、柴、苍术，开提周身关腠，则湿邪自无所容而外散矣。"

《医宗金鉴·杂病心法要诀》中，用羌活胜湿汤加附子治疗寒湿腰痛。治疗肩背痛，用羌活胜湿汤加减：兼气郁滞痛者，则常常作痛，加木香、陈皮、香附也。气虚郁痛者，则时止时痛，加升麻、柴胡、人参、黄芪也。血虚郁痛者，则夜甚时止，加当归、白芍也。血瘀郁痛者，则夜痛不止，加姜黄、五灵脂、红花也。风气郁盛者，痛则项肩强，加威灵仙也。湿气郁甚者，痛则肩背重，加苍术、白术也。痰风凝郁者，痛则呕眩，用本汤研送青州白丸子也。

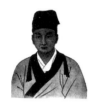

如身重，腰沉沉然，乃经中有湿热也，更加黄柏一钱，附子半钱，苍术二钱。

如腿脚沉重无力者，加酒洗汉防己半钱，轻则附子，重则川乌头少许，以为引用而行经也。

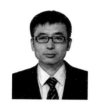

如伴见身重、腰沉，考虑下焦湿热阻滞，加苍术、黄柏祛湿热，苍术、附子祛湿通经。

如伴见腿脚沉重无力，湿邪较甚，可再加酒洗防己利湿通经，或附子改为乌头。

防己，《汤液本草》中记载："《象》云：治腰以下至足湿热肿盛，脚气，补膀胱，去留热，通行十二经。"

附子，《汤液本草》中记载"通行诸经引用药"《珍》云：治脾湿肾寒"。

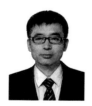

下面这部分文字与羌活胜湿汤证无关，是李东垣列举在临床中如何分经论治。

如卧而多惊，小便淋溲者，邪在少阳、厥阴，亦用太阳经药，更加柴胡半钱；如淋加泽泻半钱，此下焦风寒二经合病也。经云：肾肝之病同一治，为俱在下焦，非风药行经不可也。

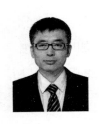

邪侵下焦，如病变在经脉而不在脏腑，治疗也应该用风药散邪通经。很多风药属太阳经药，因此说"亦用太阳经药"。同时，也应该注意邪侵的经络和所表现的症状，适当地加用引经药和对病症的专治药，如邪入少阳、厥阴用柴胡引经，出现淋证加泽泻治淋。

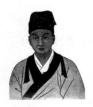

如大便后有白脓，或只便白脓者，因劳役气虚，伤大肠也，以黄芪人参汤补之；如里急频见者，血虚也，更加当归。

黄芪人参汤在本书"卷中"。在劳役气虚的基础上，外邪伤及大肠经，见便下白脓，用黄芪人参汤。血虚，重用当归。

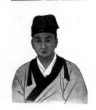

如肺胀膨膨而喘咳，胸高气满，壅盛而上奔者，多加五味子，人参次之，麦门冬又次之，黄连少许。

如甚则交两手而瞀者，真气大虚也。若气短加黄芪、五味子、人参；气盛加五味子、人参、黄芩、荆芥穗，冬月去荆芥穗，加草豆蔻仁。

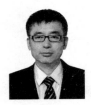

肺胀喘咳，肺气上逆，宜用五味子收敛逆气，同时配以人参、麦冬益气养阴，少佐黄连苦降。气虚甚人参、黄芪并用，邪实加荆芥穗、黄芩清散，秋冬天寒，有时需草豆蔻仁温燥。

临床上，年高久病，喘胀欲脱，正虚与邪实混杂，治疗时需注意扶正敛脱佐以祛邪，恢复升降。

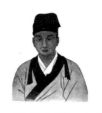

如嗌痛颔肿，脉洪大面赤者，加黄芩、桔梗、甘草各五分。如耳鸣，目黄，颊颔肿，颈、肩、臑、肘、臂外后肿痛，面赤，脉洪大者，以羌活、防风、甘草、藁本通其经血，加黄芩、黄连消其肿，以人参、黄芪益其元气而泻其火邪。如脉紧者寒也，或面白善嚏，或面色恶，皆寒也，亦加羌活等四味，当泻足太阳，不用连、芩，少加附子以通其脉，面色恶，多悲恐者，更加桂、附。

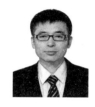

肺经热壅，用黄芩合桔梗汤清宣肺热。

肺经热闭，需辛温开闭通经，苦寒清热消肿，佐以甘温益气。

二者轻重程度不同。

脉洪大为热，脉紧为寒。肺经寒闭，用羌活、防风、甘草、藁本，辛温散寒开闭通经，不用苦寒，而加附子及肉桂辛热祛寒。

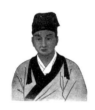

如便白脓少有滑，频见污衣者，气脱，加附子皮，甚则加米壳。如气涩者，只以甘药补气，安卧不语，以养其气。

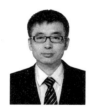

这段文字应该接于"如大便后有白脓"段下。大便白脓且便滑不禁，需补涩，在黄芪人参汤基础上加附子，或加米壳。同时，安卧静养，以免耗气。

通常，附子去皮用。在这里李东垣有意用附子皮，还是传抄有误？

"君臣佐使法"是在"肺之脾胃虚"的基础上列举如何按君臣佐使法组方用药。

"分经随病制方"是在"肺之脾胃虚"的基础上列举如何分经论治。

这两部分内容都是"列举",重在明理,而忌执滞。

需要明确的是:升阳益胃汤主治的是"肺之脾胃虚"之脏腑病变;通气防风汤和羌活胜湿汤主治的是"肺之脾胃虚"之经络病变。

七、用药宜禁论

凡治病服药，必知时禁、经禁、病禁、药禁。

临床用药有宜有禁。知宜则知禁，知禁则知宜。

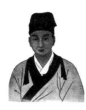

夫时禁者，必本四时升降之理，汗、下、吐、利之宜。大法春宜吐，象万物之发生，耕、耨、科、斫，使阳气之郁者易达也。夏宜汗，象万物之浮而有余也。秋宜下，象万物之收成，推陈致新，而使阳气易收也。冬周密，象万物之闭藏，使阳气不动也。夫四时阴阳者，与万物浮沉于生长之门，逆其根，伐其本，坏其真矣。又云：用温远温，用热远热，用凉远凉，用寒远寒，无翼其胜也。故冬不用白虎，夏不用青龙，春夏不服桂枝，秋冬不服麻黄，不失气宜。如春夏而下，秋冬而汗，是失天信，伐天和也。有病则从权，过则更之。

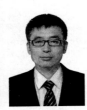

《伤寒论》曰："大法，春宜吐。""大法，春夏宜发汗。""大法，秋宜下。"

《素问·四气调神大论篇第二》曰："夫四时阴阳者，万物之根本也。所以圣人春夏养阳，秋冬养阴，以从其根，故与万物沉浮于生长之门。逆其根，则伐其本，坏其真矣。"

《素问·六元正纪大论篇第七十一》曰："用寒远寒，用凉远凉，用温远温，用热远热，食宜同法。"

时禁，是指违反时令用药的禁忌。

李东垣在这里引用经文，主要想说明临床用药要顺应春升、夏浮、秋降、冬沉和春温、夏热、秋凉、冬寒。逆则为禁。

李东垣是从内伤不足立论，着眼于"不足"，因此强调"顺应"。

"冬不用白虎，夏不用青龙，春夏不服桂枝，秋冬不服麻黄"，属于"时禁"列举，明其理即可，临床也宜权变，"有病则从权，过则更之"。

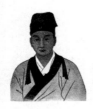

经禁者，足太阳膀胱经为诸阳之首，行于背，表之表，风寒所伤则宜汗，传入本则宜利小便。若下之太早，必变证百出，此一禁也。足阳明胃经行身之前，主腹满胀，大便难，宜下之。盖阳明化燥火，津液不能停，禁发汗、利小便，为重损津液，此二禁也。足少阳胆经行身之侧，在太阳、阳明之间，病则往来寒热，口苦、胸胁痛，只宜和解。且胆者无出无入，又主生发之气，下则犯太阳，汗则犯阳明，利小便则使生发之气反陷入阴中，此三禁也。三阴非胃实不当下，为三阴无传本，须胃实得下也。分经用药，有所据焉。

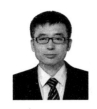

经禁，是指不辨脏腑经络用药的禁忌。

太阳病禁下之太早，阳明病禁发汗、利小便，少阳病禁汗、下、利小便，三阴病非胃实禁下。以三阳病、三阴病为例，说明临床用药当明脏腑经络，知宜知禁。

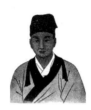

病禁者，如阳气不足、阴气有余之病，则凡饮食及药忌助阴泻阳，诸淡食及淡味之药，泻升发以助收敛也。诸苦药皆沉，泻阳气之散浮，诸姜、附、官桂辛热之药，及湿面、酒、大料物之类，助火而泻元气，生冷、硬物损阳气，皆所当禁也。如阴火欲衰而退，以三焦元气未盛，必口淡，如咸物亦所当禁。

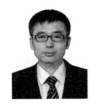

病禁，是指某些用药和饮食对某些病变是禁忌的。

淡渗降下，淡味药物和饮食，不宜于升浮不足的病变。苦能降能泻，热能伤气，寒能损阳，咸主润下，苦寒、辛热、生冷、咸寒等药物或饮食，对于脾胃气虚、升浮不足的病变，同样也当禁用。

李东垣在这里仍是强调内伤脾胃不足病变的用药禁忌。

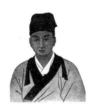

药禁者，如胃气不行，内亡津液而干涸，求汤饮以自救，非渴也，乃口干也；非温胜也，乃血病也；当以辛酸益之，而淡渗五苓之类，则所当禁也。汗多禁利小便，小便多禁发汗，咽痛禁发汗、利小便。若大便快利，不得更利；大便秘涩，以当归、桃仁、麻子仁、郁李仁、皂角仁和血润肠，如燥药则所当禁者。吐多不得复吐，如吐而大便虚软者，此上气壅滞，以姜、橘之属宣之。吐而大便不通则利大便，上药则所当禁也。诸病恶疮及小儿癍后，大便实者，亦当下之，而姜、橘之类，则所当禁也。又如脉弦而服平胃散，脉缓而服黄芪建中汤，乃实实虚虚，皆所当禁也。

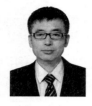

药禁，是指治法、方药与证不符的用药禁忌。

津液内亡引起的口干，不可以用五苓散利饮止渴。发汗、利小便及热郁都可以耗伤津液，因此，汗多之人禁利小便，小便频多之人禁发汗，热邪引起咽痛者禁发汗、利小便。便泻之人禁泻下，便秘之人禁燥涩。呕吐病症，不可以用吐法，如大便通，则宜温中和胃，如大便不通当泻下，而禁温中。疮病及疹病后，大便不通者当泻下，禁温中。脉弦病在肝，不宜用平胃散；脉缓伤于湿，禁用黄芪建中汤。

李东垣反复举例说明，治法、处方、用药都应该考虑到对证，不可以"实实虚虚"。

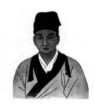

人禀天之湿化而生胃也，胃之与湿，其名虽二，其实一也。湿能滋养于胃，胃湿有余，亦当泻湿之太过也。胃之不足，惟湿物能滋养。仲景云：胃胜思汤饼，而胃虚食汤饼者，往往增剧。湿能助火，火旺郁而不通，主大热，初病火旺，不可食以助火也。

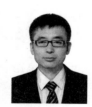

天地间，坤土赖水湿滋润；人体内，脾胃需水谷滋养。水谷滋养不足，则脾胃虚弱；水谷滋养太过，则郁而化火。太过与不及，皆在禁忌之列。

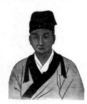

察其时，辨其经，审其病而后用药，四者不失其宜则善矣。

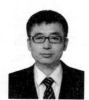

知禁则知宜。临床用药需察时、辨经、审病、用药，知宜知禁。

八、仲景引内经所说脾胃

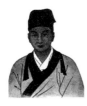

著论处方已详矣，然恐或者不知其源，而无所考据，复以《黄帝内经》、仲景所说脾胃者列于下：

《太阴阳明论》云：太阴、阳明为表里，脾胃脉也。生病而异者何也？岐伯曰：阴阳异位，更虚更实，更逆更从，或从内，或从外，所从不同，故病异名也。帝曰：愿闻其异状也。岐伯曰：阳者天气也，主外；阴者地气也，主内。故阳道实，阴道虚。故犯贼风虚邪者阳受之，食饮不节、起居不时者阴受之。阳受之则入六腑，阴受之则入五脏。入六腑则身热不得卧，上为喘呼；入五脏则䐜满闭塞，下为飧泄，久为肠澼。故喉主天气，咽主地气，故阳受风气，阴受湿气。阴气从足上行至头，而下行循臂至指端；阳气从手上行至头，而下行至足。故曰：阳病者，上行极而下；阴病者，下行极而上。故伤于风者，上先受之；伤于湿者，下先受之。

帝曰：脾病而四肢不用何也？岐伯曰：四肢皆禀气于胃，而不得至经，必因于脾乃得禀也。今脾病不能为胃行其津液，四肢不得禀水谷气，日以衰，脉道不利，筋骨肌肉皆无气以生，故不用焉。

帝曰：脾不主时何也？岐伯曰：脾者土也，治中央，常以四时长四脏，各十八日寄治，不得独主于时也。脾脏者常著胃土之精也，土者生万物而法天地，故上下至头足，不得主时也。

《阴阳应象论》曰：人有五脏化五气，以生喜、怒、悲、忧、恐。故喜怒伤气，寒暑伤形，暴怒伤阴，暴喜伤阳。厥气上行，满脉去形。喜怒不节，寒暑过度，生乃不固。

《玉机真藏论》曰：脾太过，则令人四肢不举；其不及，则令人九窍不通。名曰重强。

又《通评虚实论》曰：头痛耳鸣，九窍不利，肠胃之所生也。

《调经论》曰：形有余则腹胀，泾溲不利；不足，则四肢不用。

又《气交变论》曰：岁土太过，雨湿流行，肾水受邪，民病腹痛，清厥意不乐，体重烦冤，甚则肌肉痿，足痿不收，行善瘛，脚下痛，饮发，中满食减，四肢不举。

又云：岁土不及，风乃大行，霍乱、体重、腹痛、筋骨繇复，肌肉瞤酸，善怒。

又云：咸病寒中，复则收政严峻，胸胁暴痛，下引少腹，善太息，虫食甘黄，气客于脾，民食少失味。

又云：土不及，四维有埃云润泽之化，则春有鸣条鼓拆之政，四维发振拉飘腾之变，则秋有肃杀霖淫之复，其眚四维，其脏脾，其病内舍心腹，外在肌肉四肢。

《五常政大论》：土平曰备化，不及曰卑监。

又云：其动疡涌分溃痈肿，其发濡滞，其病留满痞塞，从木化也。其病飧泄。

又云：土太过曰敦阜，其味甘、咸、酸，其象长夏，其经足太阴、阳明。又曰其病腹满，四肢不举，邪伤脾也。

《经脉别论》云：太阴藏搏者，用心省真，五脉气少，胃气不平，三阴也，宜治其下俞，补阳泻阴。

《脏气法时论》云：脾主长夏，足太阴阳明主治，其日戊己，脾苦湿，急食苦以燥之。

又云：病在脾，愈在秋，秋不愈，甚于春，春不死，持于夏，起于长夏，禁温食、饱食，湿地濡衣。脾病者，愈在庚辛，庚辛不愈，加于甲乙，甲乙不死，持于丙丁，起于戊己。脾病者，日昳慧，日出甚，下晡静。脾欲缓，急食甘以缓之，用苦泻之，甘补之。

又云：脾病者，身重、善饥、肉痿、足不收、行善瘛、脚下痛，虚则腹满肠鸣、飧泄、食不化，取其经太阴、阳明、少阴血者。

《经脉别论》：食气入胃，散精于肝，淫气于筋；食气入胃，浊气归心，淫精于脉；脉气流经，经气归于肺；肺朝百脉，输精于皮毛；毛脉合精，行气于腑，腑精神明，留于四脏，气归于权衡，权衡以平，气口成寸，以决死生。饮入于胃，游溢精气，上输于脾；脾气散精，上归于肺，通调水道，下输膀胱；水精四布，五经并行，合于四时、五脏、阴阳，揆度以为常也。

《五常政大论》：有太过、不及。太过者，薄所不胜，乘所胜也；不及者，至而不至，是为不及，所胜妄行，所生受病，所不胜者乘之也。

仲景云：人受气于水谷以养神，水谷尽而神去。故云：安谷则昌，绝谷则亡。水去则荣散，谷消则卫亡，荣散卫亡，神无所依。

又云：水入于经，其血乃成，谷入于胃，脉道乃行。故血不可不养，卫不可不温，血温卫和，得尽天年。

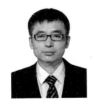

不知源，何谈流。重视中医传承，重视立说考据，是中医人应有的素养。

这部分文字主要引自于《内经》，只有后两段例外。

最后一段的前一句出自《伤寒论·平脉法第二》："谷入于胃，脉道乃行，水入于经，其血乃成。"后一句当为李东垣所加。

倒数第二段也不是仲景所云，似乎是李东垣根据《灵枢·营卫生会第十八》和《灵枢·平人绝谷第三十二》的内容写成的。

李东垣在本书开篇即引用大量经文，在这部分内容中也引用大量经方。一方面意在说明自己创立新说是基于经典，是对经典的发挥，而不是离经叛道；另一方面，也在反复说明脾胃在人体中的重要性，脾胃在人体发病和治疗中的重要性，以及脾胃的功用和病变的表现等等。

李东垣对脾胃的重视，李东垣创立脾胃学说，直接促便明清温补学派的产生和壮大。

朱丹溪在谈到《和剂局方》时说："可以据证检方，即方用药。""官府守之以为法，医门传之以为业，病者恃之以立命，世人习之以成俗。"（《局方发挥》）在这样的时代背景下，倡导明理、活法，既显得重要，又必定艰难。于是，我们读到了李东垣的"啰嗦"，读到了李东垣的"苦口婆心"！

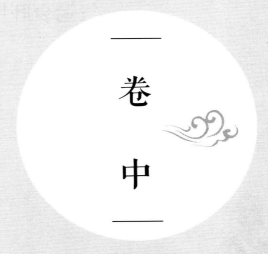

卷
中

一、气运衰旺图说

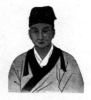

天地互为体用四说，察病神机。

体用是哲学概念。体是存在，用是表现。

以天地互为体用之理审察人体病变机理。

四说，即下文中两补两泻之说。

吴鞠通在《医医病书》中指出："体用互根之理，医者不可不知。如肝与脾，阴脏也，而用则阳；胃与膀胱，阳腑也，而用则阴。"

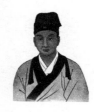

湿、胃，化；热、小肠，长；风、胆，生。

皆陷下不足，先补，则：

黄芪　人参　甘草　当归身　柴胡　升麻　乃辛甘发散，以助春夏生长之用也。

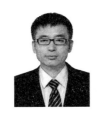

脏为阴，象地；腑为阳，象天。

胃土、小肠火、胆木，象天，主生化、主升浮。病则反常，反常则陷下不足，治疗当用补法，用辛甘升浮（发散）助春升、夏浮生长之用。用药如黄芪、人参、甘草、当归身甘温，佐柴胡、升麻辛散。

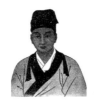

土、脾，形；火、心，神；木、肝，血。

皆大盛，上乘生长之气，后泻，则：

甘草梢子之甘寒，泻火形于肺，逆于胸中，伤气者也。

黄芩之苦寒，以泄胸中之热，喘气上奔者也。

红花以破恶血，已用黄芩大补肾水，益肺之气，泻血中火燥者也。

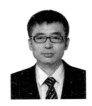

脾土、心火、肝木，象地。胃、小肠、胆陷下不足，则"地"之大盛，即李东垣所说阴火内生（大盛）。阴火上乘春升、夏长之升浮之气，治疗当用泻法。用药如甘寒之甘草、苦寒之黄芩以及红花。

先补、后泻之"先""后"，在这里有标本之意。升浮不足为本，阴火内生为标，治疗上补为治本，泻为治标，因此说"先补""后泻"。

这里的补泻，补指顺应脏腑升浮降沉的治疗，泻指反逆脏腑升浮降沉的治疗。即，补泻是升降浮沉用药法中的补泻，而不是脏腑辨证用药法中的补泻。

这段文字中的胃升、脾降似乎不符合我们的认知，也不符合李东垣主张的脾升。实际上，文字往往是落后于思想的。透过有形的文字，我们能明白李东垣想告知我们的理论就可以了，不必拘执。

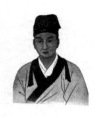

寒、膀胱，藏气；燥、大肠，收气。

皆大旺，后泻，则：

黄芪之甘温，止自汗，实表虚，使不受寒邪。

当归之辛温，能润燥，更加桃仁以通幽门闭塞，利其阴路，除大便之难燥者也。

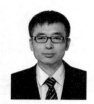

膀胱水、大肠金，象天。阳气固密，则秋收冬藏、秋降冬沉。膀胱、大肠"大旺"，则秋收冬藏失常，治疗当用泻法。泻膀胱、大肠之"旺"即益肺降冬藏。治疗用甘温之黄芪，辛温之当归、桃仁固秘阳气，顺应收藏。

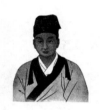

水、肾，精；金、肺，气。

皆虚衰不足，先补，则：

黄柏之苦寒，降湿热为痿，乘于肾，救足膝无力，亦除阴汗、阴痿而益精。

甘草梢子、黄芩补肺气，泄阴火之下行，肺苦气上逆，急食苦以泄之也。

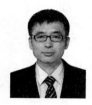

肾水、肺金，象地，主降沉。病则反常，治疗当用补法，用苦寒之黄柏、黄芩，甘寒之甘草助益肺降冬沉。

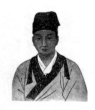

此初受热中，常治之法也，非权也。权者，临病制宜之谓也。

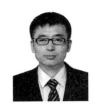

上面这段文字说理似显艰涩，用药也是列举。李东垣的本意也许是想再一次强调，治疗内伤脾胃病变，一定不能见脏治脏，更重要的是恢复体内的升浮降沉。列举的用药，也是升降浮沉用药法。

当然，这种列举用药法，只适用于内伤病中"初受热中"的治疗，不适用于"末传寒中"的治疗。当然，也仅仅是列举常法，临证中当权衡变通。

李东垣著作中反复提到"热中"。热中的字面本意应该是阳热在中，如《灵枢·五邪第二十》："阳气有余，阴气不足，则热中善饥。"李东垣所说的阴火内生，多指"热中"。

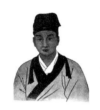

常道，病则反常矣。

春、夏，乃天之用也，是地之体也。

秋、冬，乃天之体也，是地之用也。

此天地之常道，既病，反常也。

春、夏天之用，人亦应之。

食罢，四肢矫健，精、气、神皆出，九窍通利是也。口鼻气息自不闻其音，语声清响如钟。

春、夏地之体，人亦应之。

食罢，皮肉筋骨血脉皆滑利，屈伸柔和，而骨刚力盛，用力不乏。

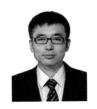

天为阳，地为阴。阳主升浮，阴主降沉。

天地互为体用。天为体，则降、沉为用，表现为秋、冬；地为体，则升、浮为用，表现为春、夏。

春升、夏浮象天，秋降、冬沉象地，这是天地的常道，也是人体之常道。春升、夏浮、秋降、冬沉反常，则病。

天人相应。水谷入口，化生精微，滋养皮肉筋骨血脉之"体"，这体现的是"地之体"；水谷入口，化生精微，煦养精、气、神，使其布达四肢，外出九窍，这是基于"地之体"的"天之用"，即春、夏之用。

二、饮食劳倦所伤始为热中论

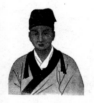 古之至人，穷于阴阳之化，究乎生死之际，所着《内外经》悉言人以胃气为本。盖人受水谷之气以生，所谓清气、荣气、运气、卫气、春升之气，皆胃气之别称也。夫胃为水谷之海，饮食入胃，游溢精气，上输于脾；脾气散精，上归于肺；通调水道，下输膀胱；水精四布，五经并行，合于四时、五脏、阴阳，揆度以为常也。

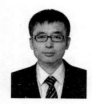 李东垣在学习经典的过程中悟到"人以胃气为本"。胃气充养五脏六腑、四肢百骸，体内所有"气"的充养都源于胃气。因此，全身之气，包括清气、营气、元气、卫气、春升之气，都可以看作是胃气，是胃气之别称。

这是李东垣在学说上的创建之一，也是构建内伤学说、脾胃学说的理论基石之一。

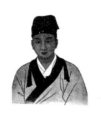

若饮食失节，寒温不适，则脾胃乃伤；喜、怒、忧、恐，损耗元气。既脾胃气衰，元气不足，而心火独盛，心火者，阴火也，起于下焦，其系于心，心不主令，相火代之；相火，下焦胞络之火，元气之贼也。火与元气不两立，一胜则一负。脾胃气虚，则下流于肾，阴火得以乘其土位。

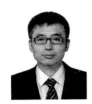

元气是胃气之别称。"脾胃乃伤"和"损耗元气"近乎同一意义。

饮食失节、寒温不适、喜怒忧恐（即七情所伤）是东垣内伤学说的三大病因（还有一大病因是劳倦所伤）。

阴火内生、上冲，既是内伤学说的继发病因，也是内伤学说的重要病机之一。

这段文字，李东垣似乎想说明白什么是阴火，但读者似乎读不明白。阴火是心火还是相火？在上焦还是下焦？与中焦有什么关系？阴火是实火还是虚火？为什么阴火伤气而不伤阴？阴火怎么乘其土位？还有，气虚怎么就产生阴火而不是阴寒呢？

东垣学说的难解之处，这是症结之一，可以说从古争论到今。李东垣被后世医家批评、质疑之处也往往基于此处。

阴火，是内伤病变中的病理产物。李东垣似乎想把这一病理产物纳入五行体系中说理，即火生土，土衰则相对火盛，土衰火盛，则由正常的火生土转为病变的火乘土。这样就把五脏、三焦牵扯进来，以至于把后世的读者带入了云雾间。

实际上，李东垣在本论（饮食劳倦所伤始为热中论）中的文末，引用经文把阴火的问题解释得较为明白，我们不必拘执于这一段文字。

"火与元气不两立，一胜则一负"。这是李东垣基于内伤学说提出的鲜明观点，也是构建内伤学说的理论基石之一。当然，后世医家对这一观点也提出了质疑。如张景岳在《景岳全书·杂证谟》中说："何不曰寒与元气不两立，而反云火与元气不两立乎？"之所以提出这样的疑问，还是缘于不明白李东垣的内伤学说。实际上，内伤学说可分为前后两个阶段，"初为热中，末传寒中"。"火与元气不两立"，适用于"热中"阶段，"寒与元气不两立"，适用于"寒中"阶段。李东垣内伤学说主要论述的是"热中"阶段。

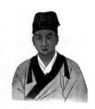

故脾证始得，则气高而喘，身热而烦，其脉洪大而头痛，或渴不止，其皮肤不任风寒而生寒热，盖阴火上冲则气高，喘而烦热，为头痛，为渴，而脉洪。脾胃之气下流，使谷气不得升浮，是春生之令不行，则无阳以护其营卫，则不任风寒，乃生寒热，此皆脾胃之气不足所致也。

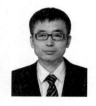

内伤脾胃，阴火上冲，症见喘息、身热、心烦、头痛、口渴、脉洪大。注意，这组症状是阴火上冲的症状，而不是脾胃气虚的症状。脾胃气虚的症状，也许会见到气短、不欲言、口失谷味、腹中不和、手心热等。李东垣在这里重点强调脾证始得，时医不太注意和不太明白阴火上冲的表现。当然，脾胃气虚，阳气不得升浮达表，还可见到恶寒、发热等。

病症的主要表现是阴火上冲，而引起阴火上冲的原因是内伤脾胃，升浮不足，即"春升之令不行"。

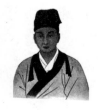

然而与外感风寒所得之证颇同而实异。内伤脾胃，乃伤其气；外感风寒，乃伤其形；伤其外为有余，有余者泻之；伤其内为不足，不足者补之。内伤不足之病，苟误认作外感有余之病而反泻之，则虚其虚也。实实虚虚，如此死者，医杀之耳！

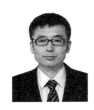

要明辨外感、内伤。

外感病为邪实，当泻；内伤病为正虚，当补。当然，补和泻是相对的。内伤病的阴火上冲也当泻，只不过泻阴火只是治标，治本仍当补。

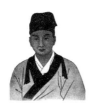

然则奈何？惟当以辛甘温之剂，补其中而升其阳，甘寒以泻其火则愈矣。《经》曰：劳者温之，损者温之。又云：温能除大热，大忌苦寒之药损其脾胃。脾胃之证，始得则热中，今立治始得之证。

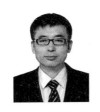

李东垣内伤学说的治则：劳者温之，损者温之。

治法：补中、升阳、泻阴火。

用药：辛甘温为主，佐以甘寒。

《素问·至真要大论篇第七十四》原文是"劳者温之""损者益之"。损者温之是笔误？还是传抄之误？

补中用甘温药。升阳，即升清，用辛味药。泻阴火用甘寒药，这里的甘寒药可以理解为甘味药和寒凉药的组合，寒凉药包括甘寒药、苦寒药及辛寒药等。

温能除大热是基于治本而言，李东垣强调大热的病本是气虚。从治标而言，大热仍需寒泻。

大忌苦寒之药损其脾胃，也是基于治本而言。治标，佐以苦寒，小剂，暂用，还是可以的。

补中益气汤主治的是内伤脾胃病中"始得之证"，即"热中"。

补中益气汤

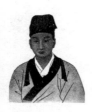

黄芪病甚劳役，热甚者，一钱　**甘草**以上各五分，炙　**人参**去芦，三分，有嗽去之。以上三味，除湿热、烦热之圣药也　**当归身**二分，酒焙干，或日干，以和血脉　**橘皮**不去白，二分或三分，以导气，又能益元气，得诸甘药乃可，若独用泻脾胃　**升麻**二分或三分，引胃气上腾而复其本位，便是行春升之令　**柴胡**二分或三分，引清气行少阳之气上升　**白术**三分，降胃中热，利腰脊间血

上件药㕮咀，都作一服，水二盏，煎至一盏，量气弱、气盛临病斟酌水盏大小，去渣，食远稍热服。如伤之重者，不过二服而愈。若病日久者，以权立加减法治之。

补中益气汤由8味药组成，用"药类法象"分析：黄芪、炙甘草、人参、当归身、橘皮、白术6味属"湿化成"类药，升麻、柴胡2味属"风升生"类药。

以湿化成"补其中"为主，佐以风升生"升其阳"。方中没有"甘寒以泻其火"的药物。

尽管文中提到黄芪、甘草、人参"除湿热、烦热之圣药也"，白术"除胃中热"，但这只是治本之举，有甘而无寒。如阴火盛，寒凉泻阴火之药是需要加用的。《内外伤辨惑论》中补中益气汤方后有："少加黄柏以救肾水，能泻阴中之浮火。如烦犹不止，少加生地黄补肾水，水旺而心火自降。"这类加减用药可供参考。

方中用酒当归身"和血脉"，橘皮"导气"，二味药功在调畅气血，利于气机升降。

"升麻引阳明清气上升，柴胡引少阳清气上行"（李时珍语），二味药物在"补中"的基础上"升阳"，行春升之令，是本方画龙点睛之笔。严格来说，没有"风升生"类药物就不称其为补中益气汤，临床使用补中益气汤加减时需要注意这一点。

在前面"脾胃胜衰论"中，李东垣在脏腑辨证用药法下有一组方：四君子汤中去茯苓加黄芪。也许，李东垣笔下的补中益气汤形成的过程是这样的：李东垣早期用四君子汤治疗气虚。逐渐在临床中体会到，如患者小便利而气短明显者，用四君子汤去茯苓加黄芪效果更好。但部分患者远期疗效仍不好，通过读书（《素问·脏气法时论》）、思考，发现四君子汤去茯苓加黄芪再加升麻、柴胡，能取得更好的远期疗效。但个别患者服用后会出现胸脘不畅，于是又加当归、橘皮，解决了这一问题。这样就组合成了我们所见到的补中益气汤。四个阶段，都从临床实践中得来。前两个阶段属脏腑补泻用药法，后两个阶段属升降浮沉补泻用药法。

四君子汤出自宋代《太平惠民和剂局方》，在四君子汤基础上，去掉淡渗降下的茯苓，加补气升阳的黄芪，再加升发清阳的升麻、柴胡，再加和畅气血的当归、橘皮，就演变成了补中益气汤。

补中益气汤的用量很小，量最大者黄芪、甘草，各用五分，热甚者黄芪才用一钱。这种极小的用量，部分后世医家无法理解。张景岳在《景岳全书·杂证谟》中说："及再考东垣之方，如补中益气汤、升阳益胃汤、黄芪人参汤、清暑益气汤等方，每用升柴，此即其培养春生之意，而每用芩连，亦即其制伏火邪之意。第以二三分之芩连，固未必即败阳气，而以五七分之参术，果即能斡旋元气乎？"

可能吗？

答案是信则能。

"仕为太医院判"的罗天益在《卫生宝鉴》一书中给后世学者留下了极为宝贵的学习"易水学派"学说体系的大量的方和案，很多方、案中用量也很小。阅读该书对学习李东垣学说有极大的帮助。

食远服，而不是空腹服。

剂量和药物都可以临病加减。

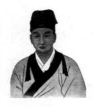

如腹中痛者，加白芍五分、炙甘草三分。

如恶寒冷痛者，加去皮中桂一分或三分，桂心是也。

如恶热喜寒而腹痛者，于已加白芍二味中，更加生黄芩三分或二分。

如夏月腹痛而不恶热者亦然，治时热也。

如天凉时，恶热而痛，于已加白芍、甘草、黄芩中，更少加桂。

如天寒时腹痛，去芍药，味酸而寒故也。加益智三分或二分，或加半夏五分、生姜三片。

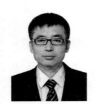

腹痛，合芍药甘草汤加黄芩或加肉桂。证寒或天寒加肉桂，证热或天热加黄芩。当然，这只是举例而言，临证当活用，必要时黄芩、肉桂都可以加，必要时芍药也可以不用，而加用他药。

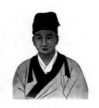

如头痛，加蔓荆子二分或三分。

如痛甚者，加川芎二分。

如顶痛脑痛，加藁本三分或五分。

如苦痛者，加细辛二分，华阴者。

诸头痛者，并用此四味足矣。

如头上有热，则此不能治，别以清空膏主之。

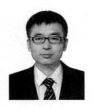

头痛，需加风药，随经加用。

《张氏医通》："烦劳则头痛，此虚阳不能上升，补中益气加蔓荆子。""头痛耳鸣，九窍不利，肠胃之所生，或劳役动作则痛，此气虚火动也，补中益气加川芎、蔓荆子。"

如头痛以邪实为主，则不可以补中益气汤加减。如清空膏辛升与苦降合用治疗头痛。

清空膏见于《兰室秘藏·头痛门》："治偏正头痛年深不愈者，善疗风湿热上壅损目，及脑痛不止。"药物组成为：川芎、柴胡、黄连、防风、羌活、炙甘草、黄芩。

薛立斋在注《明医杂著》中写道："商仪部，劳则头痛。余作阳虚不能上升，以补中益气汤加蔓荆子而痊。"

辨证眼目在于"劳则头痛"。

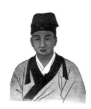

如脐下痛者，加真熟地黄五分，其痛立止。如不已者，乃大寒也，更加肉桂去皮，**二分或三分。《内经》所说少腹痛皆寒证，从复法相报中来也。《经》云：大胜必大复，从热病中变而作也。非伤寒厥阴之证也。仲景以抵当汤并丸主之，乃血结下焦膀胱也。**

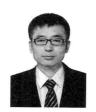

脐下属肾，脐下痛，属肾虚，加熟地黄温补。如虚寒，加熟地黄配肉桂。

这里所说的脐下痛，是由内伤引起，与外感伤寒厥阴证所见的脐下痛不同。前者属虚，后者属实。

内伤病变引起的少腹痛多虚寒证，可从五行胜复理论推导认识。

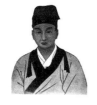

如胸中气壅滞，加青皮二分，如气促、少气者去之。

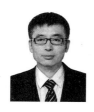

如胸膈气滞，加青皮破滞气。但青皮伤气，需慎用。

《汤液本草》青皮条下："有滞气则破滞气，无滞气则损真气。"

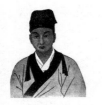

如身有疼痛者，湿；若身重者，亦湿。加去桂五苓散一钱。

如风湿相搏，一身尽痛，加羌活、防风、藁本根以上各五分，升麻、苍术以上各一钱，勿用五苓。所以然者，为风药已能胜湿，**故别作一服与之。如病去勿再服，以诸风之药，损人元气而益其病故也。**

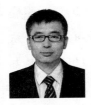

身痛或身重，为湿困、湿阻。治当祛湿，或用淡渗利湿，或用风药渗湿。前者属"燥降收"类，后者属"风升生"类，需临病权衡。

可加入补中益气汤方中使用，也可单用。

风药伤气，气虚之人不可过用。

清代医家汪琥在《伤寒论辨证广注》中提到，东垣老人李杲撰有《伤寒治法举要》一书，书内记载："其法治外感羌活冲和汤，夹内伤补中益气汤，如外感风寒内伤元气，是内外两感之证，宜用混淆补中汤，即补中益气汤中加藁本、羌活、防风、苍术也……"

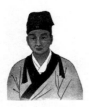

如大便秘涩，加当归梢一钱，闭涩不行者，煎成正药，先用一口，调玄明粉五分或一钱，得行则止。此痛不宜下，下之恐变凶证也。

便秘，加当归润肠通便。秘甚，加玄明粉润下。但玄明粉、大黄这类泻下药有损"春升之气"，慎用。

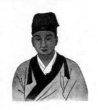

如久病痰嗽者去人参，初病者勿去之。冬月或春寒，或秋凉时，各宜加去根节麻黄五分。

如春令大温，只加佛耳草三分，款冬花一分。

如夏月病嗽，加五味子三十二枚，**麦门冬**去心，**二分或三分。**

如舌上白滑苔者，是胸中有寒，勿用之。

如夏月不嗽，亦加人参三分或二分，**并五味子、麦门冬各等分，救肺受火邪也。**

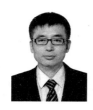

初病可用人参，因于气虚；久病不可用人参，因于痰热（痰病日久化热）。

冬月、春寒、秋凉，加麻黄以治时寒。

春令宜温润，可加佛耳草、款冬花。

夏热耗伤气阴，可加五味子、麦门冬，或加生脉散。

这段列举治咳嗽的随时用药。

但随时用药并非机械刻板，临证需活法权衡。如夏日肺寒，麦门冬类药也不宜用。

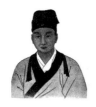

如病人能食而心下痞，加黄连一分或二分，**如不能食，心下痞，勿加黄连。**

如胁下痛，或胁下急缩，俱加柴胡三分，甚则五分。

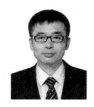

能食、心下痞，为胃热，加黄连苦降；不能食、心下痞，为胃寒，不可加黄连。

胁为肝胆经之地，故加柴胡畅经气。

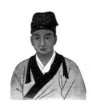

上一方加减，是饮食、劳倦、喜怒不节，始病热中，则可用之。若末传为寒中，则不可用也。盖甘酸适足益其病尔，如黄芪、人参、甘草、芍药、五味子之类也。

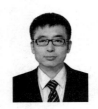

补中益气汤的加减使用，只是适用于由饮食伤、劳倦伤、七情伤引起的内伤病变的早期热中证。如病变到后期，则往往转为寒中证，则不适宜使用补中益气汤加减治疗了。

始病热中、末传寒中是李东垣对内伤病变的分期。内伤脾胃，中气虚弱，升降失枢，气郁化火，这是"始病热中"阶段，治疗用补中益气汤类方补中升阳泻阴火；内伤脾胃，气虚日久及阳，阳虚内寒，这是"末伤寒中"阶段，治疗用理中丸类方温中益气祛寒。

李东垣内伤学说重点论述了"始病热中"阶段。"末伤寒中"阶段可以把张仲景《伤寒论》太阴病篇及三阴病篇的方治变通活用。从这点上也可以认为东垣学说"羽翼"仲景学说。

补中益气汤中只有黄芪、人参、甘草，没有芍药、五味子，李东垣这里"顺口"提到"燥降收"类的芍药、五味子酸敛、酸降之药，也从侧面提醒我们，使用补中益气汤时不能只知升浮，不知降沉，既知春夏也要知秋冬。

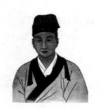

今详《内经》《针经》热中寒中证，列于下：

《调经论》云：血并于阳，气并于阴，乃为灵中。血并于上，气并于下，心烦善怒。又云：其生于阴者，得之饮食居处，阴阳喜怒。又云：有所劳倦，形气衰少，谷气不盛，上焦不行，下脘不通，胃气热，热气熏胸中，故曰内热。阴盛生内寒，厥气上逆，寒气积于胸中而不泻，不泻则温气去，寒独留，寒独留则血凝泣，血凝泣则脉不通，其脉盛大以涩，故曰寒中。

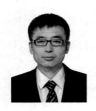

这三段经文都出自《素问·调经论篇第六十二》。

经文中在问及虚实"何以生"时，岐伯回答："气血以并，阴阳相倾，气乱于卫，血逆于经，气血离居，一实一虚。血并于阴，气并于阳，故为惊狂；血并于阳，气并于阴，乃为炅中；血并于上，气并于下，心烦愧善怒……"

并，作偏胜解。

炅，作热解，炅中即热中。

虚实是由气血不和引起。气并于阴，即气偏胜于里。气有余便是火，气偏胜于里，则气郁化火于里，为热中。

在问及虚实从"何道"而来时，岐伯回答："夫邪之生也，或生于阴，或生于阳。其生于阳者，得之风雨寒暑；其生于阴者，得之饮食居处，阴阳喜怒。"

生于阳者指外感，生于阴者指内伤。李东垣在这里引用了生于阴者这一句。

在问及"阴虚生内热奈何？"和"阴盛生内寒奈何？"时，岐伯回答："有所劳倦，形气衰少，谷气不盛，上焦不行，下脘不通，胃气热，热气熏胸中，故内热。""厥气上逆，寒气积于胸中而不泻，不泻则温气去，寒独留，则血凝泣，凝则脉不通，其脉盛大以涩，故中寒。"

下脘有版本校正为下焦。

中寒，有注解为寒中。

内热即李东垣笔下的热中。

温气即阳气。

热中是怎么形成的？是在劳倦伤气的基础上，上中下三焦不通，气滞（郁）化热而来。

寒中是怎么形成的？温气去，寒独留，即在里的阳气虚，阴寒盛。

把这三段经文连起来可以这样理解：内伤的病变怎么来的？内伤病变是由饮食不节、居处失宜（寒温失宜）、阴阳喜怒（七情内伤）、劳倦所伤而来。内伤的结果是什么？内伤的结果是脾胃气虚（形气衰少，谷气不盛），升降不能，三焦气滞（上焦不行，下脘不通），气郁（气并于阴）化火（炅中，胃气热）。

实际上，李东垣笔下的阴火主要是这样来的（当然，也不除外其他来源，但这是主体）。李东垣基于经典的论述，形成了自己的内伤阴火学说。

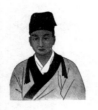

先病热中证者，冲脉之火附二阴之里，传之督脉。督脉者，第二十一椎下长强穴是也，与足太阳膀胱寒气为附经。督脉其盛也，如巨川之水，疾如奔马，其势不可遏。太阳寒气细细如线，逆太阳，寒气上行，冲顶入额，下鼻尖，入手太阳于胸中。手太阳者，丙，热气也。足膀胱者，壬，寒气也。壬能克丙，寒热逆于胸中，故脉盛大。其手太阳小肠热气不能交入膀胱经者，故十二经之盛气积于胸中，故其脉盛大。其膀胱逆行，盛之极，子能令母实。手阳明大肠经，金，即其母也，故燥旺。其燥气挟子之势，故脉涩而大便不通。以此言脉盛大以涩者，手阳明大肠脉也。

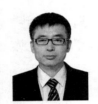

二阴，指足少阴经。

附经，指太阳经脉与督脉相依附。

这段文字读不懂。是在谈阴火？还是在谈热中如何转为寒中？

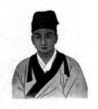

《黄帝针经》：胃病者，腹胀，胃脘当心而痛，上支两胁，膈咽不通，饮食不下，取三里以补之。

若见此病中一证，皆大寒，禁用诸甘、酸药，上已明之矣。

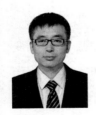

这段文字是举例论述寒中。寒中不可以用治疗热中的方药治疗。

《灵枢·邪气脏腑病形第四》在问及六腑病变的情况时，岐伯回答："胃病者，腹膜胀，胃脘当心而痛，上肢两胁，膈咽不通，食饮不下，取之三里也。"

三、脾胃虚弱随时为病随病制方

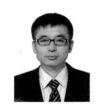

举例说明在饮食劳倦、脾胃虚弱的基础上，如何根据不同季节时令、不同病症表现而处方。

可以看作在使用补中益气汤时如何随时、随病加减。

李东垣在方后反复列举随症加减，始终在强调处方要精细、方证要对应。这种方证对应，不是粗线条的某方治某证，而是要精细到病、症、时、药及用量、用法等等。

其实，易水学派医家们所强调的"古方新病不相能"，并不可以简单理解为古方不能治疗新病，而是包括古方不能直接拿来治疗新病，需要因人、因病、因症、因时化裁后才能治疗新病。

当然，这种主张是无法被后世的陈修园所接受的。

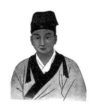

夫脾胃虚弱，必上焦之气不足，遇夏天气热盛，损伤元气，怠惰嗜卧，四肢不收，精神不足，两脚痿软，遇早晚寒厥，日高之后，阳气将旺，复热如火。乃阴阳气血俱不足，故或热厥而阴虚，或寒厥而气虚。口不知味，目中溜火，而视物䀮䀮无所见，小便频数，大便难而结秘，胃

脘当心而痛，两胁痛或急缩，脐下周围如绳束之急，甚则如刀刺，腹难舒伸，胸中闭塞，时显呕哕，或有痰嗽，口沃白沫，舌强，腰、背、胛、眼皆痛，头痛时作，食不下，或食入即饱，全不思食，自汗甚，若阴气覆在皮毛之上，皆天气之热助本病也，乃庚大肠、辛肺金为热所乘而作。当先助元气，理治庚辛之不足，黄芪人参汤主之。

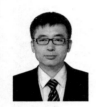

假设在夏天，原本脾胃虚弱，暑热之气又耗气伤阴，同时湿热下侵，这时就会表现出中焦脾胃虚弱、阳气不得升浮的见症，上焦气阴两虚的见症，下焦湿热下注的见症，以及阴火内生、弥漫的见症和三焦气机不畅的见症。

黄芪人参汤

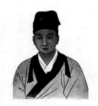

黄芪一钱，如自汗过多，更加一钱　升麻六分　人参去芦橘皮不去白　麦门冬去心　苍术无汗更加五分　白术以上各五分黄柏酒洗，以救水之源　炒曲以上各三分　当归身酒洗　炙甘草以上各二分　五味子九个

上件同㕮咀，都作一服，水二盏，煎至一盏，去渣，稍热服，食远或空心服之。忌酒、湿面、大料物之类及过食冷物。

在补中、升清、泻阴火的基础上，顾及上焦气阴两虚，同时清化下焦湿热之邪。在补中益气汤的基础上合生脉散、苍术汤加减。

从药物组成分析，黄芪人参汤可以看作是补中益气汤合生脉散、苍术汤去柴胡、防风加神曲组成。

苍术汤见于《兰室秘藏》，"治湿热腰腿疼痛"，组成为防风、黄柏、柴胡、苍术。苍术汤去防风、柴胡，即《丹溪心法》中的二妙丸。

从这一病症的表现和治法、方药的使用上，我们能体会到东垣用药

"如韩信将兵，多多益善"的苦衷，治法、用药顾及周全是内伤病症治疗的需要。"明察药性，莫如东垣，盖所谓圣于医者也"。(《明医杂著》) 不仅明察药性，也包括明察病症。

黄芪人参汤由 12 味药组成，从"药类法象"分析：黄芪、人参、橘皮、苍术、白术、当归、炙甘草 7 味药属"湿化成"类，升麻属"风升生"类，炒曲属"热浮长"类，麦门冬、五味子属"燥降收"类，黄柏属"寒沉藏"类。在补中的基础上恢复升浮降沉。

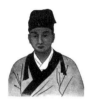

如心下痞闷，加黄连二分或三分。

如胃脘当心痛，减大寒药，加草豆蔻仁五分。

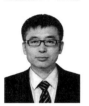

李东垣治疗心下痞用黄连，源自《伤寒论》的泻心汤类方用黄连。《东垣试效方》中说："仲景立泻心汤数方，皆用黄连以泻心下之土邪，其效如响应桴。"

李东垣认为胃痛属寒，《东垣试效方》中说："夫心胃痛及腹中诸痛，皆因劳役过甚，饮食失节，中气不足，寒邪乘虚而入客之，故卒然而作大痛。"

草豆蔻，《汤液本草》记录："《珍》云：益脾胃，去寒。""《象》云：治风寒客邪在胃口之上，善去脾胃客寒。"

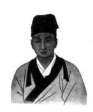

如胁下痛，或缩急，加柴胡二分或三分。

如头痛，目中溜火，加黄连二分或三分，川芎三分。

如头痛，目不清利，上壅上热，加蔓荆子、川芎以上各三分，藁本、生地黄以上各二分，细辛一分。

如气短，精神如梦寐之间，困乏无力，加五味子九个。

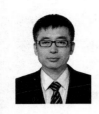

柴胡入肝胆经，用于胁下病症。

头痛用风药，但有热或夏暑，注意佐用寒凉药，如黄连、生地黄等。

夏暑耗气，气短困乏，需加五味子敛气。

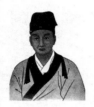

如大便涩滞，隔一二日不见一者，致食少，食不下，血少，血中伏火而不得润也。加当归身、生地黄、麻子仁泥以上各五分，桃仁三枚，汤泡去皮尖，别研。

如大便通行，所加之药勿再服。

如大便又不快利，勿用别药，少加大黄煨五分。

如不利者，非血结，血秘而不通也。是热则生风，其病人必显风证，单血药不可复加之，只常服黄芪人参汤，药只用羌活、防风以上各五钱，二味㕮咀，以水四盏，煎至二盏，去渣，空心服之，其大便必大走也，一服便止。

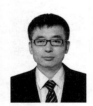

夏暑耗津伤阴，大便不畅，宜加润下之品，必要时可泻下。但都属暂用，效则停药。

也有气机不畅引起大便不利，这时需要风药升浮，气机通畅则大便自下。

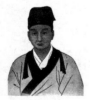

如胸中气滞加青皮皮薄清香可爱者，一分或二分，并去白橘皮倍之，去其邪气。此病本元气不足，惟当补元气，不当泻之。

如气滞太甚，或补药太过，病人心下有忧滞郁结之事，更加木香、缩砂仁以上各二分或三分，白豆蔻仁二分，与正药同煎。

如腹痛不恶寒者，加白芍五分，黄芩二分，却减五味子。

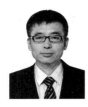

胸脘如气滞，可用青皮、陈皮理气，甚者用木香、砂仁、白豆蔻仁和中理气。

腹痛用芍药甘草汤，夏暑如寒象不显，可少加黄芩，同时，少用酸温之五味子。

清代医家李延昰辑著的《脉诀汇辨》中载一案：给谏许霞城，悲郁之余，陡发寒热，腹中满闷。医者谓为外感风而内挟食也，余独以为不然。举之无浮盛之象，按之无坚搏之形，安在其内伤外感乎？不过郁伤中气耳。以补中益气加木香、白蔻，十剂而复其居处之常。

内伤脾胃，心下有忧滞郁结之事，症见寒热，方用补中益气汤，加木香、白蔻。

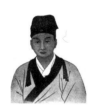

夫脾胃虚弱，遇六七月间河涨霖雨，诸物皆润，人汗沾衣，身重短气，甚则四肢痿软，行步不正，脚欹，眼黑欲倒，此肾水与膀胱俱竭之状也，当急救之。滋肺气，以补水之上源；又使庚大肠不受邪热，不令汗大泄也。汗泄甚则亡津液，亡津液则七神无所依。《经》云：津液相成，神乃自生。津者，庚大肠所主，三伏之义，为庚金受囚也。若亡津液，汗大泄，湿令亢甚，则清肃之气甚，燥金受囚，风木无可以制。故风湿相搏，骨节烦疼，一身尽痛，亢则害承乃制是也。

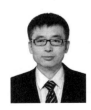

脾胃虚弱之人，暑热伤气，暑热迫汗耗津。暑天河涨霖雨，又可寒湿或湿热外侵。

寒湿外侵，可引起骨节烦疼，一身尽痛。以燥金、风木说理似不通畅。

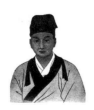

孙思邈云：五月常服五味子，是泻丙火，补庚大肠，益五脏之元气。壬膀胱之寒已绝于巳，癸肾水已绝于午，今更逢湿旺，助热为邪，西方、北方之寒清绝矣。圣人立

法，夏月宜补者，补天元之真气，非补热火也，令人夏食寒是也。为热伤元气，以人参、麦门冬、五味子生脉。脉者，元气也；人参之甘，补元气、泻热火也；麦门冬之苦寒，补水之源而清肃燥金也；五味子之酸以泻火，补庚大肠与肺金也。

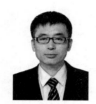

人参补气，麦冬养阴，五味子敛气敛津，用于暑热耗伤气阴者。

《千金翼方》中说，五味子"主益气""补不足，强阴""养五脏，阴热"等。

《本草纲目》载录："思邈曰：五、六月宜常服五味子汤，以益肺金之气，在上则滋源，在下则补肾。""元素曰：孙真人《千金月令》言：五月常服五味，以补五脏之气。遇夏月季夏之间，困乏无力，无气以动，与黄芪、人参、麦门冬，少加黄柏，煎汤服之，使人精神顿加，两足筋力涌出也。盖五味子之酸，辅人参，能泻丙火而补庚金，收敛耗散之气。"

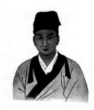

当此之时，无病之人，亦或有二证：

或避暑热，纳凉于深堂大厦得之者，名曰中暑。其病必头痛恶寒，身形拘急，肢节疼痛而烦心，肌肤大热无汗，为房屋之阴寒所遏，使周身阳气不得伸越，世多以大顺散主之是也。

若行人或农夫，于日中劳役得之者，名曰中热。其病必苦头痛，发燥热，恶热，扪之肌肤大热，必大渴引饮，汗大泄，无气以动，乃为天热外伤肺气，苍术白虎汤主之。

洁古云：动而得之为中热，静而得之为中暑。中暑者阴证，当发散也；中热者阳证，为热伤元气，非形体受病也。

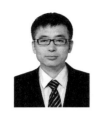

暑热开泄肌表，阴寒更易外袭，后人所谓"阴暑"。

大顺散出自《太平惠民和剂局方》，以甘草为主，配以干姜、杏仁、肉桂，治疗"冒暑伏热引饮过多，脾胃受湿，水谷不分，清浊相干，阴阳气逆，霍乱呕吐，脏腑不调"。

严格说来，文中所述头痛恶寒，身形拘急，肢节疼痛而烦心，肌肤大热无汗，当属暑天伤寒，治疗仍宜开太阳。而大顺散并非开太阳之方。

《医经溯洄集》中即指出："夫大顺散一方，甘草最多，干姜、杏仁、肉桂次之，除肉桂外，其三物皆炒者，原其初意，本为冒暑伏热，引饮过多，脾胃受湿，呕吐，水谷不分，脏腑不调所立……若以此药治静而得之之证，吾恐不能解，反增内烦矣，今之世俗，往往不明，类曰夏月阴气在内，大顺散为必用之药。吁！其误也，不亦甚欤！"

夏受暑热而病者，为中热，后人所谓"阳暑"。

恶热、身热、渴饮、汗大泄，当用白虎汤清解暑热。《太平惠民和剂局方》中即用白虎汤"治夏月中暑毒，汗出恶寒，身热而渴"。若"无气以动"，当用白虎加人参汤。

文中所用苍术白虎汤是治疗暑热夹湿者。

上述中暑、中热的治疗，是指平素"无病之人"暑天得病。

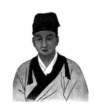

若虚损脾胃，有宿疾之人，遇此天暑，将理失所，违时伐化，必困乏无力，懒语气短，气弱气促，似喘非喘，骨乏无力，其形如梦寐，朦朦如烟雾中，不知身所有也，必大汗泄。

若风犯汗眼、皮肤，必搐项筋，皮枯毛焦，身体皆重，肢节时有烦疼，或一身尽痛，或渴或不渴，或小便黄涩，此风湿相搏也。

头痛或头重，上热壅盛，口鼻气短，气促，身心烦乱，有不乐生之意，情思惨凄，此阴胜阳之极也。

病甚则传肾肝为痿厥。厥者，四肢如在火中为热厥，四肢寒冷者为寒

厥。寒厥则腹中有寒，热厥则腹中有热，为脾主四肢故也。

若肌肉濡渍，痹而不仁，传为肉痿证。证中皆有肺疾，用药之人当以此调之。

气上冲胸，皆厥证也。痿者，四肢痿软而无力也，其心烦冤不止。厥者，气逆也，甚则大逆，故曰厥逆。其厥、痿多相须也。

无病之人"中热""中暑"，属外感病。

虚损脾胃、有宿疾之人，暑天伤暑，则应从内伤病角度认识和治疗。

脾胃虚损，加之暑热伤气，则可见气短气弱、困乏汗出等；汗出受风伤湿，则可见身重、身痛、肢节痛等；清升浊降失常，阴火上冲，则可见头痛、头重、心烦乱等；阴火上冲、湿热内困可见热厥；寒湿内困可见寒厥；湿热内困、下注可见痿证。诸多见症不一，总由脾胃气虚、暑湿热之邪伤困、气机升浮降沉障碍、阴火内生上冲所致。

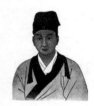

于前已立黄芪人参五味子麦门冬汤中，每服加白茯苓二分，泽泻四分，猪苓、白术以上各一分。

如小便快利不黄涩者，只加泽泻二分，与二术上下分消其湿。

如行步不正，脚膝痿弱，两足欹侧者，已中痿邪，加酒洗黄柏、知母三分或五分，令二足涌出气力矣。

如汗大泄者，津脱也，急止之，加五味子六枚，炒黄柏五分，炒知母三分，不令妨其食，当以意斟酌。若妨食则止，候食进，则再服。三里、气街，以三棱针出血。若汗不减不止者，于三里穴下三寸上廉穴出血。禁酒、湿面。

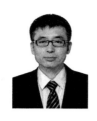

治疗不应该按"中热""中暑"治疗，而应该以补中为主，兼祛客邪，恢复气机升浮降沉。仍以黄芪人参汤为主方，加小剂四苓散去湿邪。

淡渗之品不利升清，如小便利则不加四苓散，只加泽泻利湿泻阴火。

如湿热下注致痿，可加黄柏、知母治疗下焦湿热。

《汤液本草》黄柏条下："《象》云：治肾水膀胱不足，诸痿厥脚膝无力。于黄芪汤中少加用之，使两膝中气力涌出，痿即去矣……瘫痪必用之药。"

《汤液本草》泽泻条下："《象》云：除湿之圣药，治小便淋沥，去阴间汗。无此疾服之，令人目盲。"

《丹溪心法》中，川黄柏炒褐色，水丸，名大补丸，"去肾经火，燥下焦湿，治筋骨软"。

若汗大泄，津脱，在补中益气基础上，急加五味子敛脱，黄柏、知母泻阴火。同时，适量进食，以及针刺救急等。

《灵枢·决气第三十》有："津脱者，腠理开，汗大泄。"

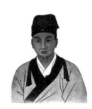

夫痿者，湿热乘肾肝也，当急去之。不然，则下焦元气竭尽而成软瘫，必腰下不能动，心烦冤而不止也。若身重减，气不短，小便如常，及湿热之令退时，或所增之病气退者，不用五味子、泽泻、茯苓、猪苓、黄柏、知母、苍术、白术之药，只依本病中证候加减；常服药亦须用酒黄柏二分或三分。如更时令，清燥之气大行，却加辛温泻之。

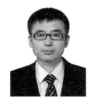

痿证，从古至今多属急症、重症。《素问》中专门有"痿论篇"，提出"五脏使人痿""治痿者独取阳明"等观点。

李东垣在本书中反复论及内伤脾胃基础上湿热下乘所

致痿证，需要在治疗内伤脾胃为主的前提下加用治疗下焦湿热之药。但需注意的是，这种用药也需要因时、因病（症）灵活加减。治疗湿热下注所常用的燥降收和寒沉藏类药物，多不利于补中与升清。必要时，需用到风升生类药物。

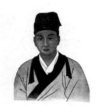

若湿气胜，风证不退，眩运、麻木不已，除风湿羌活汤主之。

除风湿羌活汤

羌活一两　防风去芦　苍术酒浸，去皮　黄芪以上各一钱　升麻七分　炙甘草　独活　柴胡以上各五分　川芎去头痛　黄柏　橘皮　藁本以上各三分　泽泻去须，一分　猪苓去黑皮　茯苓以上各二分　黄连去须，一分

上咬咀，每服称三钱或五钱，水二盏，煎至一盏，去渣，稍热服，量虚实施用。如有不尽证候，依加减法用之。

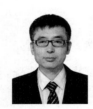

内伤脾胃基础上，暑天，湿气胜，症见头目眩晕、四肢麻木等"风象"，用除风湿羌活汤治疗。

从药物组成分析，除风湿羌活汤可以看作是羌活胜湿汤合苍术汤合补中益气汤去蔓荆子、人参、白术、当归加泽泻、猪苓、茯苓、黄连而成。羌活胜湿汤治疗风湿肩背痛、腰脊痛，苍术汤治疗湿热腰腿疼痛，补中益气汤治疗内伤脾胃。方中羌活量最大，补中益气汤减药、量小，且加泽泻、猪苓、茯苓、黄连祛湿热之品，治疗重在祛风除湿清热通经络，佐以补中益气。

《内外伤辨惑论》中也有一方叫除风湿羌活汤，只是组成较本方为简：羌活七分，防风、升麻、柴胡各五分，藁本、苍术各一钱。治疗"风湿相搏，一身尽痛"。这张方剂出现在补中益气汤方后"四时用药加减法"中，并且方后有"所以然者，为风药已能胜湿，故另作一服与之"。

在服用补中益气汤基础上，另服除风湿羌活汤。有类于两方合用。

把两书中两张除风湿羌活汤的组成、主治合参，有助于我们明白李东垣的组方用药思路和手法。

实际上，李东垣始终在列举某一病症、某一时令时该如何立法、处方。

除风湿羌活汤由16味药组成，从"药类法象"分析：羌活、防风、升麻、独活、柴胡、川芎、藁本7味药属"风升生"类，苍术、黄芪、炙甘草、橘皮4味药属"湿化成"类，泽泻、猪苓、茯苓3味药属"燥降收"类，黄柏、黄连2味药属"寒沉藏"类。升清中佐以降浊、佐以补中。

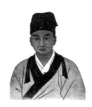

夫脉弦、洪、缓，而沉按之中、之下得时一涩，其证四肢满闷，肢节烦疼，难以屈伸，身体沉重，烦心不安，忽肥忽瘦，四肢懒倦，口失滋味，腹难舒伸，大小便清利而数，或上饮下便，或大便涩滞不行，一二日一见，夏月飧泄，米谷不化，或便后见血、见白脓，胸满短气，膈咽不通，或痰嗽稠黏，口中沃沫，食入反出，耳鸣耳聋，目中流火，视物昏花，努肉红丝，热壅头目，不得安卧，嗜卧无力，不思饮食，调中益气汤主之。

调中益气汤

黄芪一钱　人参去芦头，有嗽者去之　甘草　苍术以上各五分，柴胡一味为上气不足，胃气与脾气下溜，乃补上气，从阴引阳也　橘皮如腹中气不得运转，更加一分　升麻以上各二分，木香一分或二分。

上件锉麻豆大，都作一服，水二大盏，煎至一盏，去渣，带热，宿食消尽服之。宁心绝思，药必神效。盖病在四肢、血脉，空腹在旦是也。

如时显热躁，是下元阴火蒸蒸发也，加真生地黄二分、黄柏三分，无此证则去之。

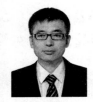

内伤脾胃病症升浮降沉失序，往往表现为周身表里上下的见症，与《伤寒论》中六经病症的界限分明往往不同。

脾胃气虚，则可见四肢懒倦、短气、嗜卧无力、不思饮食等见症；气机升降失司，则可见在上耳鸣、耳聋、目昏、膈咽不通、胸满、痰嗽、口中沃沫、口失滋味等见症，在中可见腹难舒伸、食入反出等见症，在下可见大小便异常；阳气不布，湿阻四肢、经络，则可见四肢满闷、肢节烦疼、难以屈伸、身体沉重、忽肥忽瘦等见症；内生阴火，则可见烦心不安、目中流火、努肉红丝、热壅头目等见症。当然，部分见症是几种病变机理共同作用的结果。

见症不齐，见脉也无定体。脾湿脉显缓，阴火脉显洪，气滞脉显弦、显涩。

《医宗金鉴·杂病心法要诀》："调中益气汤亦治内伤。清气下陷，浊气上乘，清浊相干而兼湿热者，故二便不调，飧泻脓血也。""内伤之病，脾胃元气一虚，四脏失其调和，所以五脏之脉，交相混见，故肝弦、心洪、脾缓之脉反见于上。按之沉涩，肺脉而反见于下也。"

见症如此复杂，似乎不容易做到"方证对应"。怎么办？明理、立法、处方。在明理的基础上立法，在立法的基础上处方。

脾胃气虚当补中，升降失司当升清降浊，阳气不布、湿阻四肢、经络当升清祛湿通络，内生阴火当泻阴火。即补中、升清、降浊、祛湿、泻阴火。

用黄芪、人参、甘草补中，苍术、橘皮、木香降浊、祛湿，柴胡、升麻升清，此即调中益气汤。

为什么方中没用降阴火药物？

《兰室秘藏》载有调中益气汤，药物组成中有黄柏二分。

也可以这样理解，上述见症中，阴火见症较轻，清升浊降胃气复，阴火自失。如阴火见症明显，可随证加泻阴火之品，如生地黄、黄柏。

为什么在补中益气汤和调中益气汤方中李东垣都没有加"甘寒以泻其

火"的药物，而在方后加减中才提及？

可能在李东垣的认识中，泻阴火之甘寒为治标之举，不利于治本，宜慎用、暂用，因此故意列于方后加减中。并且刻意加上一句："无此证则去之。"

热服，空腹服，便于在药气的帮助下气机流通。

苍天之气贵清净，阳气恶烦劳。故宁心绝思，有助于病变向愈。

从药物组成分析，调中益气汤可以看作是由补中益气汤以苍术易白术、去当归加木香而成。

调中益气汤由8味药组成，从"药类法象"分析：黄芪、人参、甘草、苍术、橘皮5味药属"湿化成"类，柴胡、升麻2味药属"风升生"类，木香属"热浮长"类。补中为主，佐以升浮。

近代医家冉雪峰在解读本方时，有这么一段论述："此际药凉，则戕伐生机；药热，则促长浮焰；过补塞，则呆钝而虚终难复；过表散，则散漫而正无可依；惟调甘药以益其中气，借散药以升其清阳，庶正气沛充，体工恢复，东垣生平得力在此。"（《冉雪峰医著全集》）

东垣学说特立独行在此，东垣学说难学难用也在此。

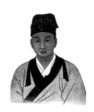

如大便虚坐不得，或大便了而不了，腹中常逼迫，血虚血涩也，加当归身三分。

如身体沉重，虽小便数多，亦加茯苓二分，**苍术**一钱，**泽泻**五分，**黄柏**三分，暂时从权而祛湿也，不可常用，兼足太阴已病，其脉亦络于心中，故显湿热相合而烦乱。

如胃气不和，加汤洗半夏五分，**生姜**三片，有嗽加生姜、生地黄二分，**以制半夏之毒。**

如痰厥头痛，非半夏不能除，此足太阴脾所作也。如兼躁热，加黄柏、生地黄以上各二分。

如无以上证，只服前药。

上件锉如麻豆，都作一服，水一大盏，去渣，带热食远服之。

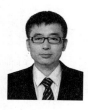

大便不畅，加当归身润肠通便；湿热较甚，见身重、尿频，加茯苓、泽泻、苍术、黄柏祛湿清热；胃气不和，加半夏、生姜和胃降逆；痰厥头痛，加半夏化痰降逆；阴火燥热，加黄柏、生地泻阴火，等等，都属于列举随证加减。

嗽加生姜，温肺止嗽，为什么要加生地黄？如有痰热，也应该加黄芩或瓜蒌等药，而不是生地黄。

有版本谓"只服前药，而没有这8味药"。即无以上兼症，只用调中益气汤。

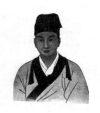

如夏月，须加白芍三分。

如春月，腹中痛，尤宜加。

如恶热而渴，或腹痛者，更加芍药五分，生黄芩二分。

如恶寒，腹中痛，加中桂三分，去黄芩，谓之桂枝芍药汤，亦于前药中加之同煎。

如冬月腹痛，不可用芍药，盖大寒之药也，只加干姜二分，或加半夏五七分，以生姜少许制。

如秋冬之月，胃脉四道为冲脉所逆，并胁下少阳脉二道而反上行，病名曰厥逆。《内经》曰：逆气上行，满脉去形。明七神昏绝，离去其形而死矣。其证气上冲咽不得息，而喘息有音不得卧，加吴茱萸五分或一钱五分，汤洗去苦，观厥气多少而用之。

如夏月有此证，为大热也。盖此病随四时为寒、热、温、凉也，宜以酒黄连、酒黄柏、酒知母各等分，为细末，熟汤为丸，梧桐子大，每服二百丸，白汤送下，空心服。仍多饮热汤，服毕少时，便以美饮食压之，使不令胃中留停，直至下元，以泻冲脉之邪也。大抵治饮食、劳倦所得之病，乃虚劳七损证也，当用温平，甘多辛少之药治之，是其本法也。

如时上见寒热，病四时也，又或将理不如法，或酒食过多，或辛热之食作病，或寒冷之食作病，或居大寒大热之处，盖有病，当临时制宜，暂用大寒大热治法而取效，此从权也。不可以得效之故而久用之，必致难治矣。

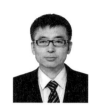

随时、随症用药，书中多次提及。

芍药甘草汤治腹痛法，前面已述及。

脾胃不足，冲气易夹胆气、胃气上逆，而成厥逆。厥逆有热厥、寒厥之分，秋冬多见寒厥，夏月多见热厥。治疗时，寒厥可加吴茱萸，热厥可加酒黄连、酒黄柏、酒知母。

当然，临证时一方面应该注意到发病时令，同时也应该注意到发病原因，如酒食过多、过食辛热、居处失宜，等等，都要临时制宜、临病制宜。

治疗厥逆，所加之药多是大寒、大热之品，有损胃气，要慎用，只是从权暂用，见效即止，切不可"效不更方"。

治疗内伤脾胃病症，用药以甘味药、温性药、平性药为主，少用辛味药、寒性药、热性药。

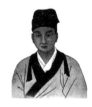

《黄帝针经》云：从下上者，引而去之。上气不足，推而扬之。盖上气者，心肺上焦之气。阳病在阴，从阴引阳，宜以入肾肝下焦之药，引甘多辛少之药，使升发脾胃之气，又从而去其邪气于腠理皮毛也。又云：视前痛者，常先取之。是先以缪刺泻其经络之壅者，为血凝而不流，故先去之，而后治他病。

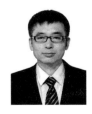

《灵枢·官能第七十三》："从下上者，引而去之。视前痛者，常先取之。""上气不足，推而扬之。"是在讨论"用针之理"。

李东垣在这里借用针之道，阐述用药之理，阐述其使用甘多辛少之药补中升清之理。

四、长夏湿热胃困尤甚用清暑益气汤论

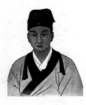

《刺志论》云：气虚身热，得之伤暑，热伤气故也。《痿论》云：有所远行劳倦，逢大热而渴，渴则阳气内伐，内伐则热舍于肾。肾者水脏也，今水不能胜火，则骨枯而髓虚，足不任身，发为骨痿。故《下经》曰，骨痿者，生于大热也。此湿热成痿，令人骨乏无力，故治痿独取于阳明。

时当长夏，湿热大胜，蒸蒸而炽，人感之多四肢困倦，精神短少，懒于动作，胸满气促，肢节沉疼，或气高而喘，身热而烦，心下膨痞，小便黄而数，大便溏而频，或痢出黄如糜，或如泔色，或渴或不渴，不思饮食，自汗体重。或汗少者，血先病而气不病也，其脉中得洪缓。若血气相搏，必加之以迟。迟，病虽互换少差，其天暑湿令则一也。宜以清燥之剂治之。

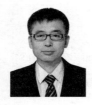

《素问·刺志论篇第五十三》在讨论虚实的要点时提到有常有反，"气虚身热，此谓反也"。那么，常应该是气虚身寒。"气虚身热，得之伤暑"，之所以由身寒之常转为身热之反，是由于伤暑，暑热外侵。

《素问·痿论篇第四十四》在讨论"五脏使人痿",问及"何以得之"时,岐伯回答中有:"有所远行劳倦,逢大热而渴,渴则阳气内伐,内伐则热舍于肾,肾者水脏也,今水不胜火,则骨枯而髓虚,故足不任身,发为骨痿。故《下经》曰:骨痿者,生于大热也。"在谈到五脏痿的治疗时指出:"论言治痿者独取阳明。"

经文中,骨痿生于热,肉痿生于湿。治痿独取阳明也并不仅仅针对骨痿、针对湿热成痿。

李东垣引用这两段经文主要想说明人在长夏,暑热伤气于上,暑湿热伤血于下。

暑热伤气则见四肢困倦,精神短少,懒于动作,胸满气促,气高而喘,身热而烦,口渴,自汗,脉洪。

湿热伤人则见四肢困倦,肢节沉疼,心下膨痞,小便黄而数,大便溏而频,痢下,不渴,不思饮食,体重,脉洪缓。如湿胜则脉迟。

清燥之剂,是指治疗湿热之剂? 热需清,湿需燥。还是指治肺之剂? 秋令一行,暑热自退。

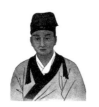《内经》曰:阳气者,卫外而为固也。炅则气泄。今暑邪干卫,故身热自汗,以黄芪甘温补之为君;人参、橘皮、当归、甘草甘微温,补中益气为臣;苍术、白术、泽泻渗利而除湿,升麻、葛根甘苦平,善解肌热,又以风胜湿也。湿胜则食不消而作痞满,故炒曲甘辛,青皮辛温,消食快气。肾恶燥,急食辛以润之,故以黄柏苦辛寒,借甘味泻热补水,虚者滋其化源,以人参、五味子、麦门冬酸甘微寒,救天暑之伤于庚金为佐,名曰清暑益气汤。

清暑益气汤

黄芪汗少减五分　苍术泔浸,去皮　升麻以上各一钱　人参去芦　泽泻　神曲炒黄　橘皮　白术以上各五分　麦门冬去心　当归身　炙甘草以上各三分　青

皮去白，二分半　黄柏酒洗，去皮，二分或三分　葛根二分　五味子九枚

上件同㕮咀，都作一服，水二大盏，煎至一盏，去渣大温服，食远。剂之多少，临病斟酌。

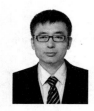

《素问·生气通天论篇第三》："阴者，藏精而起亟也；阳者，卫外而为固也。"

《素问·举痛论篇第三十九》在谈到"百病生于气"时说："炅则气泄。""炅则腠理开，荣卫通，汗大泄，故气泄。"

暑热伤及卫气，致身热自汗，以黄芪补肺气为君，以人参、橘皮、当归、甘草补中益气为臣。即黄芪、人参、甘草甘温补气，橘皮、当归和调气血。

湿热外入，用苍术、白术、泽泻、黄柏去湿清热。

气虚湿热致升降失常，用升麻、葛根、炒神曲、青皮升清降浊畅中。

暑热耗气伤阴，用五味子、麦门冬合人参益气养阴敛汗。

补气阴，祛湿热，复升降。

从药物组成分析，清暑益气汤是由补中益气汤以葛根易柴胡合生脉散加苍术、黄柏、泽泻、炒神曲、青皮而成。也可理解为以补中益气汤补中升清，生脉散益气养阴，二妙丸清热燥湿，三方合方加减而成。

清暑益气汤由15味药组成，从"药类法象"分析：黄芪、人参、橘皮、当归、甘草、苍术、白术、青皮8味药属"湿化成"类，升麻、葛根2味属"风升生"类，泽泻、五味子、麦门冬3味属"燥降收"类，炒神曲属"热浮长"类，黄柏属"寒沉藏"类。立足于补中恢复升降。

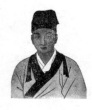

此病皆由饮食劳倦，损其脾胃，乘天暑而病作也。但药中犯泽泻、猪苓、茯苓、灯心、通草、木通淡渗利小便之类，皆从时令之旺气，以泻脾胃之客邪，而补金水之不及也。此正方已是从权而立之。若于无时病湿热脾旺之

证，或小便已数，肾肝不受邪者误用之，必大泻真阴，竭绝肾水，先损其两目也。复立变证加减法于后。

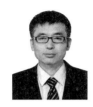

清暑益气汤主治的是以内伤病为主，暑天、伤暑只是诱发或加重的因素。

前面所说的气高而喘、身热而烦，既是暑热伤气的结果，也可以是气虚阴火上冲的结果，二者也可以合一。

《临证指南医案·暑》载一案："卜二八，春夏必吞酸，肢痿麻木。此体虚不耐阳气升泄，乃热伤气分为病。宗东垣清暑益气之议。人参、黄芪、白术、甘草、麦冬、五味、青皮、陈皮、泽泻、葛根、升麻、黄柏、归身、神曲。"

本案中，叶天士并不是治暑。

王孟英在《温热经纬》中收录薛生白《湿热病篇》其中第三十八条："湿热证，湿热伤气，四肢困倦，精神减少，身热气高，心烦溺黄，口渴自汗，脉虚者，东垣用清暑益气汤主治。"王孟英按语："此脉此证，自宜清暑益气汤以为治。但东垣之方，虽有清暑之名，而无清暑之实""余每治此等证，辄用西洋参、石斛、麦冬、黄连、竹叶、荷秆、知母、甘草、粳米、西瓜翠衣等，以清暑热而益元气，无不应手取效也。"

薛生白和王孟英所说的是外感病，李东垣所治的是内伤病（为主）。因此，李东垣的清暑益气汤不被两位所熟知。

清代的徐灵胎也不明白清暑益气汤。他在《医贯砭》中说："自汗多而气上，反用升、柴，热气未清，反用参、术，与尔何仇？必欲杀。""暑气未清而补，即补暑矣。夏月服补而卒死者，我见亦多矣。"尽管不解东垣，但论中所言，临证中也当注意。

方中之所以使用淡渗利湿之药，是祛暑湿热之客邪而用。但此类药物利于秋冬而不利于春夏，如不在长夏，或没有湿热之邪，或小便已利，则不可以使，否则损清阳而害清窍。

清暑益气汤只是列举方，"从权而立"，只是在举例说明临床如何随时、随病立法处方，不要把它当作一张固定不变的处方。

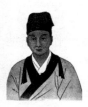

心火乘脾，乃血受火邪，而不能升发，阳气伏于地中，地者人之脾也，必用当归和血，少用黄柏以益真阴。

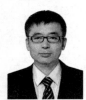

内伤脾胃，升浮降沉障碍，气偏胜于内。一方面在内之血少，故血病；另一方面，气偏胜化生阴火。这都是由阳气不能升发引起。治疗血病，用当归和血；治疗阴火，用黄柏清泻。这都是治标之法。

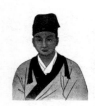

脾胃不足之证，须少用升麻，乃足阳明太阴引经之药也。使行阳道，自脾胃中右迁，少阳行春令，生万化之根蒂也。更少加柴胡，使诸经右迁，生发阴阳之气，以滋春之和气也。

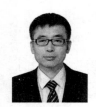

内伤脾胃出现的一系列变证，根本原因是阳气不能升发引起，治疗需用小剂升麻、柴胡升发清阳，恢复春升。这段文字似乎应为解读补中益气汤而设。

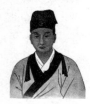

脾虚，缘心火亢甚而乘其土也。其次，肺气受邪，为热所伤，必须用黄芪最多，甘草次之，人参又次之，三者皆甘温之阳药也。脾始虚，肺气先绝，故用黄 之甘温，以益皮毛之气而闭腠理，不令自汗而损其元气也；上喘、气短、懒语，须用人参以补之；心火乘脾，须用炙甘草以泻火热，而补脾胃中元气，甘草最少，恐资满也。若脾胃之急痛，并脾胃太虚，腹中急缩，腹皮急缩者，却宜多用之。《经》云：急者缓之。若从权，必加升麻以引之，恐左迁之邪坚盛，卒不肯退，反致项上及臀尻肉消而反行阴道，

故使引之以行阳道，使清气之出地，右迁而上行，以和阴阳之气也。若中满者，去甘草；咳甚者，去人参；如口干、嗌干者，加干葛。

脾胃既虚，不能升浮，为阴火伤其生发之气，荣血大亏，荣气伏于地中，阴火炽盛，日渐煎熬，血气亏少，且心包与心主血，血减则心无所养，致使心乱而烦，病名曰悗。悗者，心惑而烦闷不安也。是清气不升，浊气不降，清浊相干，乱于胸中，使周身气血逆行而乱。《内经》云：从下上者，引而去之。故当加辛温、甘温之剂生阳，阳生则阴长，已有甘温三味之论。或曰：甘温何能生血，又非血药也。曰：仲景之法，血虚以人参补之，阳旺则能生阴血也，更加当归和血，又宜少加黄柏以救肾水。盖甘寒泻热火，火减则心气得平而安也。如烦乱犹不能止，少加生地黄补肾水，盖将补肾水，使肾水旺而心火自降，扶持地中阳气矣。

如气浮心乱，则以朱砂安神丸镇固之，得烦减，勿再服，以防泻阳气之反陷也。如心下痞，亦少加黄连。气乱于胸，为清浊相干，故以橘皮理之，又能助阳气之升而散滞气，又助诸甘辛为用也。

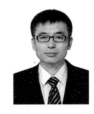

《汤液本草》曰："东垣云：黄芪、人参、甘草三味，退热之圣药也。"后世将此三味视作甘温除大热之主药。

东垣学说体系中，阴火产生的根本在于脾胃气虚，产生的直接原因在于清阳升发障碍，结果是阴火内生，阴火反过来又耗伤脾胃元气。

甘温除大热，只是指这种阴火的治疗，从治病求本来讲，需要用黄芪、人参、甘草等甘温之药。但并不是单用甘温之药就可以泻阴火，甘温药还需要配合辛升、寒泻才是治疗阴火的完整组合。

三味药中，黄芪益肺气而止汗，人参补脾胃元气，甘草补中缓急。但甘草令人中满，中满者去之。

炙甘草以泻火热？应该也是从治病求本考虑的。《汤液本草》甘草条下："《象》云：生用大泻热火，炙之则温，能补上焦、中焦、下焦元气。和诸药相协而不争，性缓善解诸急，故名国老。"

咳甚去人参？恐人参留邪？

从权加升麻？《汤液本草》人参条下："《象》云：治脾肺阳气不足，及能补肺，气促，短气少气，补而缓中，泻脾、肺、胃中火邪，善治短气。非升麻为引用不能补上升之气，升麻一分，人参三分，为相得也。若补下焦元气，泻肾中火邪，茯苓为之使。"

如口干、咽干，加葛根止渴升阳。

这三段文字在《内外伤辨惑论》中是出现在补中益气汤方后，而在《脾胃论》中出现于清暑益气汤方后，是错简？还是罗天益有意挪移？第一段主要出现在补中益气汤方解中。最后一句"气乱于胸……"在《内外伤辨惑论》中也是出现在补中益气汤方解中，在"脾胃既虚，不能升浮……"之前。

黄柏，生地黄，朱砂安神丸，都是泻阴火之品。

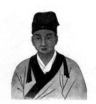

长夏湿土客邪大旺，可从权加苍术、白术、泽泻，上下分消其湿热之气也。湿气大胜，主食不消化，故食减，不知谷味，加炒曲以消之。复加五味子、麦门冬、人参泻火，益肺气，助秋损也。此三伏中长夏正旺之时药也。

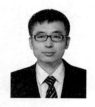

方中之所以用苍术、白术、泽泻、炒神曲、五味子、麦门冬、人参，都是随时用药，治疗长夏病变的"时药"。

这一段应该接在"心火乘脾……"那一段之下。从"此病皆由饮食劳倦……"这段开始，去掉"复立变证加减法于后"这一句，连续用三段对清暑益气汤的用药又做了进一步的说明。之后连续四段都应该是衍文。

变证加减法应该是合到了下面的"随时加减用药法"中了。

五、随时加减用药法

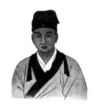

　　浊气在阳，乱于胸中，则䐜满闭塞，大便不通。夏月宜少加酒洗黄柏大苦寒之味，冬月宜加吴茱萸大辛苦热之药以从权，乃随时用药，以泄浊气之下降也。借用大寒之气于甘味中，故曰甘寒泻热火也，亦须用发散寒气辛温之剂多，黄柏少也。

　　清气在阴者，乃人之脾胃气衰，不能升发阳气，故用升麻、柴胡助辛甘之味，以引元气上升，不令飧泄也。

　　堵塞咽喉，阳气不得出者曰塞；阴气不得下降者曰噎。夫噎塞，迎逆于咽喉胸膈之间，令诸经不行，则口开、目瞪、气欲绝，当先用辛甘气味俱阳之药，引胃气以治其本，加堵塞之药以泻其标也。寒月阴气大助阴邪于外，于正药内加吴茱萸大热大辛苦之味，以泻阴寒之气。暑月阳盛，则于正药中加青皮、陈皮、益智、黄柏，散寒气，泻阴火之上逆；或以消痞丸合滋肾丸，滋肾丸者，黄柏、知母，微加肉桂，三味是也；或更以黄连别作丸；二药七八十丸，空心约宿食消尽服之。待少时，以美食压之，不令胃中停留也。

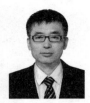

清暑益气汤不仅仅适用于长夏暑季。只要内伤脾胃，升降失和，气阴两伤，湿热内滞，四时都可以使用清暑益气汤。

内伤脾胃，清浊相混。清气在下，用升麻、柴胡辛以升清，不令飧泻；浊气在上，夏用酒黄柏、冬用吴茱萸苦以降浊，不令䐜胀。

《素问·阴阳应象大论篇第五》："清气在下，则生飧泄。浊气在上，则生䐜胀。"

冬月加吴茱萸泻阴寒之气，夏月加黄柏泻阴火上逆。因冬寒、夏热，都会加重脾胃元气的不足。

夏月阳盛，为什么加青皮、陈皮、益智仁？贪食冷饮后"散寒气"？后文有食不下加青皮、陈皮，冬月再加益智仁。疑为衍文。

知母、黄连，同黄柏，可泻阴火之上逆。

消痞丸和滋肾丸，治清浊相混？

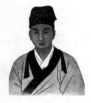

如食少不饥，加炒曲。

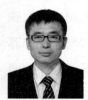

《汤液本草》神曲条下："《象》云：消食，治脾胃食不化。须于脾胃药中少加之，微炒黄用。"

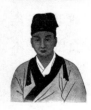

如食已心下痞，别服橘皮枳术丸。

如脉弦，四肢满闭，便难而心下痞，加甘草、黄连、柴胡。如腹中气上逆者，是冲脉逆也，加黄柏三分，黄连一分半以泄之。

如大便秘燥，心下痞，加黄连、桃仁，少加大黄、当归身。

如心下痞夯闷者，加白芍、黄连。

如心下痞腹胀，加五味子、白芍、缩砂仁。

如天寒，少加干姜或中桂。

如心下痞中寒者，加附子、黄连。

如心下痞呕逆者，加黄连、生姜、橘皮。

如冬月不加黄连，少入丁香、藿香叶。

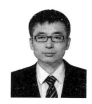

李东垣善用黄连治疗心下痞。《汤液本草》黄连条下："《象》云：泻心火，除脾胃中湿热，治烦恶心，郁热在中焦，兀兀欲吐，心下痞满，必用药也。仲景治九种心下痞，五等泻心汤皆用之。"

黄连苦降治脾，但寒凉伤中。冬月不用黄连，或合以辛热之干姜、肉桂、附子等。中寒也合辛热。

黄连所治之痞为胃中湿热之痞。

枳术丸治伤食痞，橘皮、丁香治气滞痞，生姜、藿香治寒湿痞。

痞见脉弦，用柴胡或芍药疏肝或缓肝治脾。

虚痞，用白芍、五味子敛气除痞。

痞伴腹胀，用砂仁理气除胀。

痞伴腹中气逆，如属冲气之热，用黄柏、黄连苦泻。

痞伴便秘，用桃仁、当归身润肠通便，或加大黄泻下。

这部分内容写伴见心下痞的加减法。

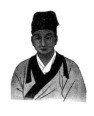

如口干、嗌干，加五味子、干葛。

如胁下急或痛甚，俱加柴胡、甘草。

如胸中满闷郁郁然，加橘红、青皮、木香少许。

如头痛有痰，沉重懒倦者，乃太阴痰厥头痛，加半夏五分，生姜二分或三分。

如腹中或周身间有刺痛，皆血涩不足，加当归身。

如哕，加五味子多，益智少。

如食不下，乃胸中胃上有寒，或气涩滞，加青皮、陈皮、木香，此三味为定法。

如冬天，加益智仁、草豆蔻仁。

如夏月少用，更加黄连。

如秋月气涩滞，食不下，更加槟榔、草豆蔻仁、缩砂仁，或少加白豆蔻仁。

如三春之月食不下，亦用青皮少、陈皮多，更加风药以退其寒覆其上。

如初春犹寒，更少加辛热，以补春气之不足，以为风药之佐，益智、草豆蔻皆可也。

如脉弦者，见风动之证，以风药通之。

如脉涩觉气涩滞者，加当归身、天门冬、木香、青皮、陈皮；有寒者，加桂枝、黄芪。

如胸中窒塞，或气闭闷乱者，肺气涩滞而不行，宜破滞气，青皮、陈皮，少加木香、槟榔。

如冬月，加吴茱萸、人参。或胸中窒塞、闭闷不通者，为外寒所遏，使呼出之气不得伸故也。必寸口脉弦，或微紧，乃胸中大寒也，若加之以舌上有白苔滑者，乃丹田有热，胸中有寒明矣。丹田有热者，必尻臀冷，前阴间冷汗，两丸冷，是邪气乘其本而正气走于经脉中也，遇寒则必作阴阴而痛，以此辨丹田中伏火也，加黄柏、生地黄，勿误作寒证治之。

如秋冬天气寒凉而腹痛者，加半夏，或益智，或草豆蔻之类。

如发热，或扪之而肌表热者，此表证也，只服补中益气汤一二服，亦能得微汗，则凉矣。

如脚膝痿软，行步乏力，或疼痛，乃肾肝中伏湿热，少加黄柏，空心服之；不愈，更增黄柏，加汉防己五分，则脚膝中气力如故也。

如多唾，或唾白沫者，胃口上停寒也，加益智仁。

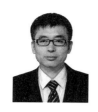

口干、咽干加干葛，为什么加五味子？滋水之上源吗？《汤液本草》有载五味子"孙真人云：六月常服五味子，以益肺金之气，在上则滋源，在下则补肾，故入手太阴、足少阴也"。

胁下急或痛属肝气不舒，用柴胡疏肝，甘草缓急。

痰厥头痛属太阴，用半夏、生姜温中化痰降逆。

刺痛属血瘀，加当归身养血活血。

哕属中寒气逆，加五味子、益智仁温中敛气。

《汤液本草》益智条下："《象》云：治脾胃中受寒邪，和中益气，治多唾，当于补中药内兼用之，勿多服。"

胸中满闷，或食不下，属中、上二焦气滞，用青皮、陈皮、木香理气和中。胸中满闷多兼痰，不用陈皮用橘红。

食不下，在理气和中基础上随时用药：冬寒及初春，可加益智仁、草豆蔻温中祛寒，春温可少加辛散助春升，夏热可少加黄连清时热，秋凉可加槟榔、草豆蔻仁、缩砂仁、白豆蔻仁理气和中祛湿。

脉弦，风药疏肝。

脉涩，理气和血。寒加甘温。

胸中气塞、气闷，理气破气。冬月加温补。

如何辨出丹田中伏火？

天冷腹痛，温中去寒湿。

湿热下注致痿，清利湿热。

益智仁温中益气治多唾。

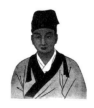

如少气不足以息者，服正药二三服，气犹短促者，为膈上及表间有寒所遏，当引阳气上伸，加羌活、独活，藁本最少，升麻多，柴胡次之，黄芪加倍。

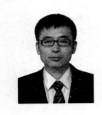

气虚，升浮不足，寒气外遏，补气加升浮散寒。

上面这部分用药加减法，很多内容与《内外伤辨惑论》中补中益气汤方后"四时用药加减法"的内容重复，疑有错简。

六、肠澼下血论

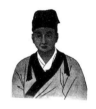

《太阴阳明论》云：食饮不节，起居不时者阴受之，阴受之则入五脏，入五脏则䐜满闭塞，下为飧泄，久为肠澼。夫肠澼者，为水谷与血另作一派，如溅桶涌出也。今时值长夏，湿热大盛，正当客气胜而主气弱也，故肠澼之病甚，以凉血地黄汤主之。

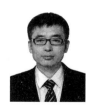

《素问·太阴阳明论篇第二十九》曰："故犯贼风虚邪者，阳受之；食饮不节，起居不时者，阴受之。阳受之，则入六腑，阴受之，则入五脏。入六腑，则身热不时卧，上为喘呼；入五脏，则䐜满闭塞，下为飧泄，久为肠澼。"

这是讨论太阴脾和阳明胃生病的不同。外感伤阳，内伤伤阴，李东垣只引用内伤论述。

䐜满即胀满。

飧泻是指完谷不化的泄泻。

肠澼指痢疾。

内伤脾胃，水谷与脓血杂下成痢。在长夏时节，湿热交蒸，脾胃元气虚弱不能抵御湿热侵袭，湿热内侵伤及营血，使下痢脓血更甚。

凉血地黄汤

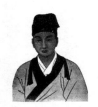

黄柏去皮，锉，炒　知母锉，炒，以上各一钱　青皮不去皮穰　槐子炒　熟地黄当归以上各五分

上件㕮咀，都作一服，用水一盏，煎至七分，去渣，温服。

如小便涩，脐下闷，或大便则后重，调木香、槟榔细末各五分，稍热服，空心或食前。

如里急后重，又不去者，当下之。

如有传变，随证加减。

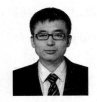

方中以黄柏、知母清湿热之邪，槐子清大肠血分之热，青皮畅腑气。可能考虑到久痢伤血，故用熟地黄、当归养血和血。

本方当为治标应急之方，未顾及内伤脾胃之本。

腑气不畅，可加木香、槟榔下气通腑，甚者加大黄泻下。

脾胃久伤，暑天湿热，变证随时可见，治当随证加减。

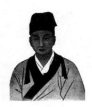

如腹中动摇有水声，而小便不调者，停饮也，诊显何脏之脉，以去水饮药泻之。假令脉洪大，用泻火利小便药之类是也。

腹中振水声、小便不调，提示水饮。脉洪大，提示阴火或暑热。随证治之。

脾胃虚弱之人，时值暑天，往往阴火和暑热相合。

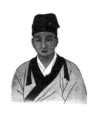

如胃虚不能食，而大渴不止者，不可用淡渗之药止之，乃胃中元气少故也，与七味白术散补之。

如发热、恶热、烦躁、大渴不止，肌热不欲近衣，其脉洪大，按之无力者，或兼目痛、鼻干者，非白虎汤证也。此血虚发躁，当以黄芪一两，当归身二钱，㕮咀，水煎服。

白术散出自《小儿药证直诀》，由7味药组成：人参、白茯苓、炒白术、藿香叶、木香、甘草、葛根。治疗脾胃久虚，呕吐泄泻等。

暑热之时，如胃虚不能食，急当治脾胃以开食，不当治其余标证。即使渴饮类五苓散证，也不可用五苓散等方药治疗，而应该在七味白术散中加大葛根用量生津止渴。

内伤脾胃、久痢伤血之人，暑天出现发热、大渴、脉洪大，往往属内伤而非外感，属当归补血汤证而非白虎汤证或白虎加人参汤证。

黄芪一两，当归身二钱，即当归补血汤，出自《内外伤辨惑论》。文中指出："血虚发热，证象白虎，惟脉不长实为辨耳，误服白虎汤必死。"

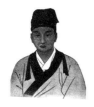

如大便闭塞，或里急后重，数至圊而不能便，或少有白脓，或少有血，慎勿利之，利之则必致病重，反郁结而不通也。以升阳除湿防风汤，举其阳则阴气自降矣。

升阳除湿防风汤

苍术泔浸，去皮，净，四两　防风二钱　白术　白茯苓　白芍以上各一钱

上件㕮咀，除苍术另作片子，水一碗半，煮至二大盏，内诸药，同煎至一大盏，去渣，稍热服，空心食前。

如此证飧泄不禁，以此药导其湿。如飧泄及泄不止，以风药升阳。苍

术益胃去湿，脉实、膜胀、闭塞不通，从权以苦多甘少药泄之。如得通，复以升阳汤助其阳，或便以升阳汤中加下泄药。

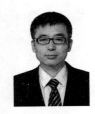

里急后重，大便不能，或见少量脓或血，腑实当泻，脾困当运。如属脾虚湿困，不可滥用泻下。

方中重用苍术燥湿运脾为君，臣以防风升清化湿，佐以白术、茯苓健脾祛湿，白芍缓急和血。脾运清升，大便自下。

如果出现了泄泻、完谷不化，也用升阳除湿防风汤祛湿运脾升阳治疗。如果出现了腑实大便不通，可以从权使用泻法，或者在升阳除湿防风汤中加用泻下药。但泻下仅为从权治标，腑实得通则停用。

七、脾胃虚不可妄用吐药论

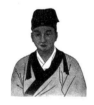《六元正纪大论》云，木郁则达之者，盖木性当动荡轩举，是其本体。今乃郁于地中无所施为，即是风失其性。人身有木郁之证者，当开通之，乃可用吐法以助风木，是木郁则达之之义也。

又说，木郁达之者，盖谓木初失其性郁于地中，今既开发行于天上，是发而不郁也，是木复其性也，有余也，有余则兼其所胜，脾土受邪，见之于木郁达之条下，不止此一验也。又厥阴司天，亦风木旺也，厥阴之胜，亦风木旺也。俱是脾胃受邪，见于上条，其说一同。

或者不悟"木郁达之"四字之义，反作"木郁治之"，重实其实，脾胃又受木制，又复其木，正谓补有余而损不足也。既脾胃之气先已有足，岂不因此而重绝乎？

再明胸中窒塞当吐，气口三倍大于人迎，是食伤太阴。上部有脉，下部无脉，其人当吐，不吐则死。以其下部无脉，知其木郁在下也。塞道不行，而肝气下绝矣。兼肺金主塞而不降，为物所隔，金能克木，肝木受邪，食塞胸咽，故曰：在上者因而越之。

仲景云：实烦以瓜蒂散吐之。如经汗下，谓之虚烦，又名懊憹，烦躁不得眠，知其木郁也，以栀子豉汤吐之。昧者，将膈咽不通，上支两胁，腹胀胃虚不足，乃浊气在上，则生䐜胀之病吐之。况胃虚必怒，风木已来乘陵胃中，《内经》以铁落镇坠之，岂可反吐，助其风木之邪？不宜吐而吐，其差舛如天地之悬隔。大抵胸中窒息烦闷不止者，宜吐之耳。

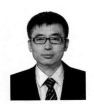

　　木郁，即风失其性，肝木失其上升条达之性。达之，即木复其性，恢复肝木上升条达之性。

　　《素问·六元正纪大论篇第七十一》："木郁达之，火郁发之，土郁夺之，金郁泄之，水郁折之，然调其气，过者折之，以其畏也，所谓泻之。"这里所说的"木郁达之"是指实证治用泻法。木郁是指木气太过，不可以补肝实木以"重实其实"。

　　木气太过，为有余，则必然"脾土受邪"。《素问》文中又有："木郁之发……民病胃脘当心而痛，上支两胁，鬲咽不通，食饮不下，甚则耳鸣眩转，目不识人，善暴僵仆。"

　　食伤太阴，胸中窒塞，清阳被遏，治用吐法，恢复清阳上走，这是木郁达之代表性治法之一。但这类治法只适用于脾胃不虚之实证。不可以用于脾胃内伤之虚证。

　　李东垣以吐法达郁为例，强调在内伤脾胃病变的治疗中不可"重虚其虚"。

八、安养心神调治脾胃论

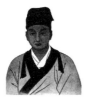

《灵兰秘典论》云：心者君主之官，神明出焉。凡怒、忿、悲、思、恐惧，皆损元气。夫阴火之炽盛，由心生凝滞，七情不安故也。心脉者神之舍，心君不宁，化而为火，火者七神之贼也。故曰阴火太盛，经营之气不能颐养于神，乃脉病也。神无所养，津液不行，不能生血脉也。心之神，真气之别名也。得血则生，血生则脉旺。脉者神之舍，若心生凝滞，七神离形，而脉中唯有火矣。

善治斯疾者，惟在调和脾胃，使心无凝滞，或生欢欣，或逢喜事，或天气暄和，居温和之处，或食滋味，或眼前见欲受事，则慧然如无病矣。盖胃中元气得舒伸故也。

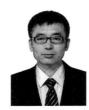

七情内伤，可损及脾胃元气，助长阴火；脾胃内伤，阴火内胜，又会使心神失养，七情不安。调和脾胃，有助于心神欢愉；安养心神，有助于脾胃复元。

李东垣在这里把安养心神和调治脾胃统一起来，重点在于强调在调治脾胃中要注意安养心神。

　　吴鞠通在《医医病书》中说："按祝由二字，出自《素问》。祝，告也；由，病之所出也……吾谓凡治内伤者，必先祝由。详告以病之所由来，使病人知之，而不敢再犯。又必细体变风变雅，曲察劳人思妇之隐情，婉言以开导之，庄严以振惊之，危言以悚惧之，必使之心悦诚服，而后可以奏效如神。"

九、凡治病当问其所便

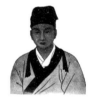

《黄帝针经》云：中热消瘅则便寒，寒中之属则便热。胃中热则消谷，令人悬心善饥，脐以上皮热。肠中热则出黄如糜，脐以下皮寒。胃中寒则腹胀，肠中寒则肠鸣飧泄。

一说，肠中寒则食已窘迫，肠鸣切痛，大便色白。肠中寒，胃中热，则疾饥，小腹痛胀。肠中热，胃中寒，则胀而且泄。非独肠中热则泄，胃中寒传化亦泄。

胃欲热饮，肠欲寒饮，虽好恶不同，春夏先治标，秋冬先治本。衣服寒无凄怆，暑无出汗，热无灼灼，寒无凄凄，寒温中适，故气将持，乃不致邪僻也。

此规矩法度，乃常道也，正理也，揆度也，当临事制宜，以反常合变也。

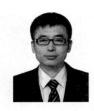
便，可理解为"相宜""适宜"以及"喜爱""喜欢"等。张景岳在《类经》中说："便者，相宜也。有居处之宜否，有动静之宜否，有阴阳之宜否，有寒热之宜否，有情性之宜否，有味气之宜否。临病人而失其宜，施治必相左矣，故必问病人之所便，是皆取顺之道也。"

"凡治病当问其所便"，即《灵枢》中所说"临病人问所便。"生活中喜欢寒还是喜欢热？饮食时喜欢寒还是热？饿得快吗？肚子胀吗？大便稀还是大便干？这些都属于"问其所便"的范畴。通过这些问诊，以判断胃肠的状态，同时指导生活起居和药物调治。李东垣强调，这是临证治病时的"规矩法度"。当然，有常则有变，注意"临事制宜"。

这篇医论主要是引用了《灵枢·师传第二十九》的内容，是一篇"述评"。

经文中说肠中热则泻，肠中寒则泻，胃中热消谷，胃中寒腹胀。李东垣说，胃中寒通过传化也会引起泄泻。经文中说的是常，李东垣说的是常中有变。

经文中说："胃欲寒饮，肠欲热饮。"李东垣说："胃欲热饮，肠欲寒饮。"是引用有误？传抄有误？还是李东垣故意改动？但临床中这两种情况都存在，胃、肠的寒热不齐。

怎么理解"春夏先治标，秋冬先治本"？张志聪《黄帝内经灵枢集注》："姚士因曰：本标者，内为本而外为标也。春夏之气，发越于外，故当先治其标，后治其本，秋冬之气，收藏于内，故当先治其本，后治其标。知本末之先后，气可令调，为万民式，天之道毕矣。"

这样解读，单就这一句，文意可通。但李东垣引用这一句，用意何在？

有没有这么一种可能？春夏之本是升浮，秋冬之本是降沉。春夏先治标，即治疗不要妨碍（不要有损于）升浮；秋冬先治本，即治疗要有助于降沉。

十、胃气下溜五脏气皆乱其为病互相出见论

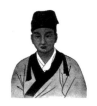

黄帝曰：何谓逆而乱？岐伯曰：清气在阴，浊气在阳，荣气顺脉，卫气逆行，清浊相干，乱于胸中，是为大悗。故气乱于心，则烦心密嘿，俯首静伏；乱于肺，则俯仰喘喝，按手以呼；乱于肠胃，则为霍乱；乱于臂胫，则为四厥；乱于头，则为厥逆，头重眩仆。

大法云：从下上者引而去之。又法云：在经者宜发之。

黄帝曰：五乱者，刺之有道乎？岐伯曰：有道以来，有道以去，审知其道，是为身宝。黄帝曰：愿闻其道。岐伯曰：气在于心者，取之手少阴心主之输神门、大陵。

滋以化源，补以甘温，泻以甘寒，以酸收之，以小苦通之，以微苦辛甘轻剂，同精导气，使复其本位。

气在于肺者，取之手太阴荣、足少阴输鱼际并太渊输。

太阴以苦甘寒，乃乱于胸中之气，以分化之味去之。若成痿者，以导湿热。若善多涕，从权治之辛热，仍引胃气前出阳道，不令湿土克肾，其穴在太溪。

气在于肠胃者，取之足太阴、阳明，不下者取之三里章门、中脘、三里。

因足太阴虚者，于募穴中导引之于血中。有一说，腑输、去腑病也。胃虚而致太阴无所禀者，于足阳明胃之募穴中引导之。如气逆上而霍乱者，取三里，气下乃止，不下复始。

气在于头，取之天柱、大杼，不知，取足太阳荥、输通谷深、束骨深。

先取天柱、大杼，不补不泻，以导气而已。取足太阳膀胱经中，不补不泻，深取通谷、束骨。丁心火，己脾土，穴中以引导去之。如用药于太阳引经药中，少加苦寒甘寒以导去之，清凉为之辅佐及使。

气在于臂足，取之先去血脉，后取其阳明、少阳之荥、输二间、三间深取之，内庭、陷谷深取之。

视其足、臂之血络尽取之，后治其痿厥，皆不补不泻，从阴深取，引而上之。上之者，出也，去也。皆阴火有余，阳气不足，伏匿于地中者。血，荣也，当从阴引阳，先于地中升举阳气，次泻阴火，乃导气同精之法。

黄帝曰：补泻奈何？岐伯曰：徐入徐出谓之导气，补泻无形谓之同精，是非有余不足也，乱气之相逆也。帝曰：允乎哉道，明乎哉论，请著之玉版，命曰治乱也。

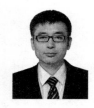

李东垣解读《灵枢·五乱第三十四》写成这篇医论。

黄帝问：人体十二经脉经气运行怎么就正常了？怎么就逆乱了？岐伯说：十二经脉经气的运行，与五行的生克、四时的次第相适应，就可以保持正常，相违背就会经气逆乱。黄帝又问：具体什么是正常？什么是逆乱？用针刺怎么治疗呢？岐伯回答了十二经脉经气正常和逆乱的具体表现和针刺方法。

这是《灵枢·五乱》篇的内容。

李东垣通过解读这篇经文，意在说明：内伤脾胃病变与十二经脉病变同理，都是气机逆乱，清浊相干。用药治疗和针刺治疗也同理，复其逆乱之气机。具体治法仍然是滋以化源，补以甘温，泻以甘寒，在经发之，导邪外出，等等。最终目的是"同精导气，使复其本位"。

同精，保全其精气；导气，导引其逆气。

十一、阴病治阳，阳病治阴

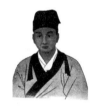

《阴阳应象大论》云：审其阴阳，以别柔刚，阳病治阴，阴病治阳，定其血气，各守其乡。血实宜决之，气虚宜掣引之。

夫阴病在阳者，是天外风寒之邪乘中而外入，在人之背上腑腧、脏腧。是人受天外客邪，亦有二说：

中于阳则流于经，此病始于外寒，终归外热。故以治风寒之邪，治其各脏之腧，非止风寒而已。六淫湿、暑、燥、火，皆五脏所受，乃筋、骨、血、脉受邪，各有背上五脏腧以除之。伤寒一说从仲景。

中风者，有风论；中暑者，治在背上小肠腧；中湿者，治在胃腧；中燥者，治在大肠腧；此皆六淫客邪有余之病，皆泻在背之腑腧。若病久传变，有虚有实，各随病之传变，补泻不定，只治在背腑腧。

另有上热下寒。经曰：阴病在阳，当从阳引阴，必须先去络脉经隧之血。若阴中火旺，上腾于天，致六阳反不衰而上充者，先去五脏之血络，引而下行。天气降下，则下寒之病自去矣，慎勿独泻其六阳。此病阳亢，乃阴火之邪滋之，只去阴火，只损血络经隧之邪，勿误也。

阳病在阴者，病从阴引阳，是水谷之寒热，感则害人六腑。又曰：饮食失节，及劳役形质，阴火乘于坤土之中，致谷气、荣气、清气、胃气、元气不得上升滋于六腑之阳气，是五阳之气先绝于外，外者天也，下流伏于坤土阴火之中，皆先由喜、怒、悲、忧、恐为五贼所伤，而后胃气不行，劳役、饮食不节继之，则元气乃伤。当从胃合三里穴中推而扬之，以伸元气。故曰从阴引阳。

若元气愈不足，治在腹上诸腑之募穴。若传在五脏，为九窍不通，随各窍之病治其各脏之募穴于腹。故曰五脏不平，乃六腑元气闭塞之所生也。又曰：五脏不和，九窍不通，皆阳气不足，阴气有余，故曰阳不胜其阴。凡治腹之募，皆为元气不足，从阴引阳勿误也。

若错补四末之腧，错泻四末之余，错泻者，差尤甚矣。按岐伯所说，况取穴于天上，天上者，人之背上五脏六腑之腧，岂有生者乎？兴言及此，寒心彻骨。若六淫客邪及上热下寒，筋、骨、皮、肉、血、脉之病，错取穴于胃之合及诸腹之募者必危。亦岐伯之言，下工岂可不慎哉？

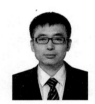

《素问·阴阳应象大论篇第五》："审其阴阳，以别柔刚，阳病治阴，阴病治阳，定其血气，各守其乡，血实宜决之，气虚宜掣引之。""故善用针者，从阴引阳，从阳引阴，以右治左，以左治右……"

这篇医论是对这两段经文的阐述。

阴阳相对，如天与地，上与下，左与右，刚与柔，气与血，等等。阴病则阳也病，阳病则阴也病。治疗在于纠偏，使归于平，如上病治以下，下病治以上，刚病治以柔，柔病治以刚，等等。这大概是经文的本意。

李东垣在这里阐述了自己的认识，并把用针之道与用药之理合二为一，以用针之理指导临床用药。李东垣在这篇医论中的解读，大致梳理如下：

阴病治阳，是基于阴病在阳。阴病在阳有三种情况：一是寒邪及六淫从外侵伤及五体，治疗当刺背上相应的脏腧穴，伤于寒用药当遵仲景《伤寒论》的治疗法则。二是风邪及六淫从外侵伤及六腑，治疗当刺背上相应的腑腧穴，根据虚实传变随证治之。三是上热下寒，即阴火上腾，治疗需引阴火下行。如何引阴火下行？去"经脉经隧之血"（有降浊之意），即畅行气血，恢复升降。

阳病治阴，是基于阳病在阴。阳病在阴，是指饮食、劳役、七情、内伤，致脾胃元气不足，清阴不升、下溜，阴火上冲。治疗当刺胃的合穴、足三里，用推而扬之的手法，促使阳气从下而上升浮，即从阴引阳。或者随证配合针刺腹部五脏、六腑的募穴，以引阳上行。

如果阳病在阴，治疗时用针刺补四肢腧穴，或泻四肢腧穴，这都是错误的，尤其是泻四肢腧穴。

阳病在阴，治疗当从阴引阳，不可以针刺背上五脏、六腑腧穴；阴病在阳，治疗当从阳引阴，不可以针刺胃的合穴和腹部的募穴。

李东垣主要想强调的仍然是：治疗外感六淫当祛邪外出，治疗内伤脾胃当补中升阳。二者不可差错，用药一定要慎。

如果单从内伤脾胃的治疗中考虑：从阴引阳可以理解为升清，用于"清气在下"的病变；从阳引阴可以理解为降浊，用于"浊气在上"的病变。

十二、三焦元气衰旺

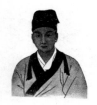

　　《黄帝针经》云：上气不足，脑为之不满，耳为之苦鸣，头为之倾，目为之瞑。中气不足，溲便为之变，肠为之苦鸣。下气不足，则为痿厥心悗。补足外踝下留之。

　　此三元真气衰惫，皆由脾胃先虚，而气不上行之所致也。加之喜、怒、悲、忧、恐，危亡速矣。

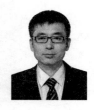

　　引用了《灵枢·口问第二十八》的一段经文，强调上、中、下三焦元气的不足以及引发的诸多病症，都是由于脾胃元气不足，不能将水谷精微上行输布五脏引起。

　　三焦元气衰旺之根本在于脾胃元气。

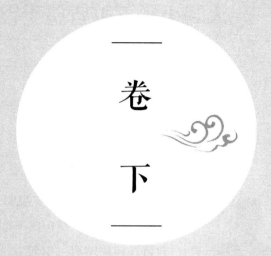

卷

下

一、大肠小肠五脏皆属于胃，胃虚则俱病论

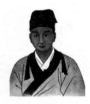《黄帝针经》云：手阳明大肠、手太阳小肠，皆属足阳明胃。小肠之穴在巨虚下廉，大肠之穴在巨虚上廉，此二穴皆在足阳明胃三里穴下也。大肠主津，小肠主液，大肠、小肠受胃之荣气，乃能行津液于上焦，灌溉皮毛，充实腠理，若饮食不节，胃气不及，大肠、小肠无所禀受，故津液涸竭焉。《内经》云：耳鸣、耳聋、九窍不利，肠胃之所生也。此胃弱不能滋养手太阳小肠、手阳明大肠，故有此证。然亦只从胃弱而得之，故圣人混言肠胃之所生也。

或曰：子谓混言肠胃所生亦有据乎？予应之曰：《玉机真脏论》云：脾不及，令人九窍不通，谓脾为死阴，受胃之阳气，能上升水谷之气于肺，上充皮毛，散入四脏。今脾无所禀，不能行气于脏腑，故有此证。此则脾虚九窍不通之谓也。虽言脾虚，亦胃之不足所致耳。此不言脾，不言肠胃，而言五脏者又何也？予谓，此说与上二说无以异也。盖谓脾不受胃之禀命，致五脏所主九窍不能上通天气，皆闭塞不利也，故以五脏言之。此三者，止是胃虚所致耳。然亦何止于此，胃虚则五脏、六腑、十二经、十五络、四肢皆不得营运之气，而百病生焉，岂一端能尽之乎？

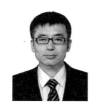

《灵枢·本输第二》："大肠小肠，皆属于胃，是足阳明也。"《黄帝内经灵枢集注》："黄载华曰：大肠小肠，受盛胃腑水谷之余，济泌别汁而生津液，故皆属于胃。是以大肠受胃腑之经气，而属于巨虚上廉，小肠属巨虚下廉。"

《素问·通评虚实论篇第二十八》："头痛耳鸣，九窍不利，肠胃之所生也。"这句经文是该篇最后一句。《黄帝内经素问集注》："帝言由形藏而及于神藏，由五脏而及于形骸，至如内之九脏，外之九窍，皆由肠胃之所资生，所谓五味入口，藏于肠胃，味有所藏，以养五气云。"

《素问·玉机真脏论篇第十九》："帝曰：夫子言脾为孤脏，中央土以灌四旁，其太过与不及，其病皆何如？岐伯曰：太过则令人四肢不举；其不及，则令人九窍不通，名曰重强。"

李东垣引用这三篇经文中的三段话，加以机理的解释，意在强调胃对于脾、大肠小肠、其余各个脏腑、九窍的重要性。在此基础上进一步提出了自己的观点："胃虚则五脏、六腑、十二经、十五络、四肢皆不得营运之气，而百病生焉。"

在东垣学说体系中，脾胃的关系是胃主脾从。

二、脾胃虚则九窍不通论

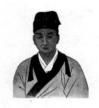

真气又名元气，乃先身生之精气也，非胃气不能滋之。胃气者，谷气也，荣气也，运气也，生气也，清气也，卫气也，阳气也；又天气、人气、地气，乃三焦之气，分而言之则异，其实一也，不当作异名异论而观之。

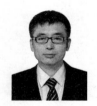

体内的各种"气"都是胃气的别称，都属胃气，都是胃气。元气也属胃气。

这是李东垣首创的"脾胃元气论"。

饮食劳役所伤，自汗小便数，阴火乘土位，清气不生，阳道不行，乃阴血伏火，况阳明胃土右燥左热，故化燥火而津液不能停，且小便与汗皆亡津液，津液至中宫变化为血也。脉者血之腑也，血亡则七神何依？百脉皆从此中变来也。人之百病莫大于中风，有汗则风邪客之，无汗则阳气固密，腠理闭拒，诸邪不能伤也。

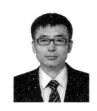

饮食劳役内伤脾胃，阳气不得升浮，在内阴火燥伤元气、阴血，在外阳气不能固密风邪客之。

阳道不行，指阳气不得升浮。

阴血伏火，指火郁阴中。

右燥，指手阳明大肠；左热，指手太阳小肠。

七神，见于《难经·三十四难》："五脏有七神，各何所藏耶？然：脏者，人之神气所舍藏也。故肝藏魂，肺藏魄，心藏神，脾藏意与智，肾藏精与志也。"

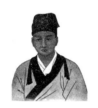

或曰：《经》言阳不胜其阴，则五脏气争，九窍不通。又脾不及，则令人九窍不通，名曰重强。又五脏不和，则九窍不通。又头痛、耳鸣，九窍不通利，肠胃之所生也。请析而解之。答曰：夫脾者阴土也，至阴之气主静而不动；胃者阳土也，主动而不息。阳气在于地下，乃能生化万物。故五运在上，六气在下，其脾长一尺掩太仓，太仓者胃之上口也。脾受胃禀，乃能熏蒸腐熟五谷者也。胃者十二经之源，水谷之海也，平则万化安，病则万化危。五脏之气上通九窍，五脏禀受气于六腑，六腑受气于胃。六腑者，在天为风、寒、暑、湿、燥、火，此无形之气也。胃气和平，荣气上升，始生温热。湿热者，春夏也，行阳二十五度。六阳升散之极，下而生阴，阴降则下行为秋冬，行阴道为寒凉也。胃既受病不能滋养，故六腑之气已绝，致肠道不行，阴火上行，五脏之气各受一腑之化，乃能滋养皮肤、血脉、筋骨。故言五脏之气已绝于外，是六腑生气先绝，五脏无所禀受而气后绝矣。

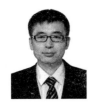

《难经·三十七难》："五脏不和，则九窍不通；六腑不和，则留结为痈。"

六腑受水谷精气于胃，五脏受水谷精气于六腑，进而五脏精气上通九窍，以及滋养皮肤、血脉、筋骨。一旦胃受病不能滋养，则五脏无所禀受而周身气衰、气绝。这其中还有关键的一环是脾为胃行其津液。

脾胃气虚，谷气下流，阳气不得升浮，则肾、膀胱、大肠、小肠、胆、三焦皆失养，该升浮者不得升浮，六腑之气都可失其通顺之性。

腑属阳，脏属阴。五脏受精气于六腑，六腑感天气所生。天气右降，与地气左升而成升浮降沉。脾胃气虚，则腑气右降不能，升浮降沉失序。

李东垣通过解析四句经文，说明脾胃的重要性，尤其是胃的重要性。

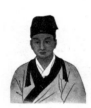

肺本收下，又主五气，气绝则下流，与脾土叠于下焦，故曰重强。胃气既病则下溜，《经》云湿从下受之，脾为至阴，本乎地也。有形之土，下填九窍之源，使不能上通于天，故曰五脏不和，则九窍不通。胃者行清气而上，即地之阳气也。积阳成天，曰清阳出上窍；曰清阳实四肢；曰清阳发腠理者也。脾胃既为阴火所乘，谷气闭塞而下流，即清气不升，九窍为之不利，胃之一腑病，则十二经元气皆不足也。气少则津液不行，津液不行则血亏，故筋、骨、皮、肉、血、脉皆弱，是气血俱羸弱矣。劳役动作，饮食饥饱，可不慎乎？凡有此病者，虽不变易他疾，已损其天年，更加之针灸用药差误，欲不夭枉得乎？

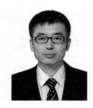

五气，指臊、焦、香、腥、腐。五气由鼻而入，鼻为肺之窍，因此说肺主五气。

脾胃内伤，因于劳役动作、饮食饥饱。脾胃伤后，清阳不升，浊阴不散，阴火上乘，则九窍不通、十二经元气不足、筋骨皮肉血脉皆失养等。这样，可直接影响其寿命，或可引起其他病变。如果再加上针灸或用药的治疗失误，足可使其短命而死。

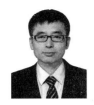

　　本篇阐述了脾胃虚弱引起九窍不通的机理，强调脾胃元气的重要性，阳气升浮的重要性，避免劳役伤、饮食伤的重要性，以及治疗用药不得差误的重要性。

三、胃虚脏腑经络皆无所受气而俱病论

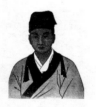

夫脾胃虚，则湿土之气溜于脐下，肾与膀胱受邪，膀胱主寒，肾为阴火，二者俱弱，润泽之气不行。大肠者庚也，燥气也，主津；小肠者丙也，热气也，主液。此皆属胃，胃虚则无所受气而亦虚，津液不濡，睡觉口燥、咽干而皮毛不泽也。甲胆风也，温也，主生化周身之血气；丙小肠热也，主长养周身之阳气，亦皆禀气于胃，则能浮散也，升发也。胃虚则胆及小肠温热生长之气俱不足，伏留于有形血脉之中，为热病，为中风，其为病不可胜纪。青、赤、黄、白、黑五腑皆滞。三焦者乃下焦元气生发之根蒂，为火乘之，是六腑之气俱衰也。

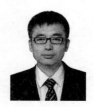

脾胃气虚可以引起六腑的病变，包括六腑的虚弱和不畅。

一方面，水谷精微的布化滋养不足，可引起睡眠后口燥咽干、皮肤毛发缺少润泽等。

另一方面，阳气升浮不足，周身温养不足。同时内生阴火，可进一步引起热病、中风等诸多病证。

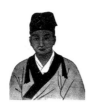

腑者府库之府，包含五脏，及形质之物而藏焉。且六腑之气外无所主，内有所受，感天之风气而生甲胆，感暑气而生丙小肠，感湿化而生戊胃，感燥气而生庚大肠，感寒气而生壬膀胱，感天一之气而生三焦，**此实父气无形也**。风、寒、暑、湿、燥、火，乃温、热、寒、凉之别称也，行阳二十五度，右迁而升浮降沉之化也，其虚也，皆由脾胃之弱。

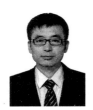

天地间的升浮降沉形成了温、热、寒、凉四时和风、寒、暑、湿、燥、火六气。体内的升浮降沉形成了甲木胆的升发、丙火小肠的化物、戊土胃的受纳、庚金大肠的传导、壬水膀胱的气化及三焦的决渎等功能。

体内脾胃虚弱，则升浮降沉失调，进而六腑功能障碍。

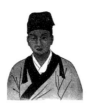

以五脏论之，心火亢甚，乘其脾土曰热中，脉洪大而烦闷。《难经》云：脾病当脐有动气，按之牢若痛，动气筑筑然坚牢，如有积而硬，若似痛也，甚则亦大痛，有是则脾虚病也，无则非也。更有一辨，食入则困倦，精神昏冒而欲睡者，脾亏弱也。且心火大盛，左迁入于肝木之分，风湿相搏，一身尽痛，其脉洪大而弦，时缓，或为眩运战摇，或为麻木不仁，此皆风也。脾病体重节痛，为痛痹，为寒痹，为诸湿痹，为痿软失力，为大疽大痈，若以辛热助邪，则为热病，为中风，其变不可胜纪。

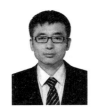

前面论述六腑，接下来论述五脏。

如何判断脾虚？脐腹痞硬、悸动，或有痞痛。或者见进饮食后困乏、昏闷、嗜睡。

脾虚的基础上，心火盛可见脉洪大而烦闷。肝风、脾湿相合，可见一身尽痛、脉见弦、见缓，或见头目眩晕、肢体颤抖、四肢麻木等风动表现。

脾虚则湿盛，或为寒湿，或为湿热，可引起痹症、痿证及阴疽、痈证等诸多病变。

如湿热为病，不可误投辛热，否则会引起热病，中风等诸多变证。

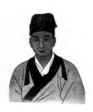

木旺运行北越，左迁入地，助其肾水，水得子助，入脾为痰涎，自入为唾，入肝为泪，入肺为涕，乘肝木而反克脾土明矣。当先于阴分补其阳气升腾，行其阳道而走空窍，次加寒水之药降其阴火，黄柏、黄连之类是也。先补其阳，后泻其阴，脾胃俱旺而复于中焦之本位，则阴阳气平矣。

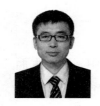

脾虚则五行生克失序。

土不制水、肾水泛溢，表现为多痰、多涎、多唾、多泪、多涕等五液病变。治病求本，当治脾虚为主，补其中，升其阳，泻其阴火，恢复正常五行生克。

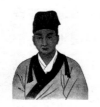

火曰炎上，水曰润下，今言肾主五液，上至头出于空窍，俱作泣、涕、汗、涎、唾者何也？曰病痫者，涎沫出于口，冷汗出于身，清涕出于鼻，皆阳跷、阴跷、督、冲四脉之邪上行，肾水不任煎熬，沸腾上行为之也。此奇邪为病，不系五行阴阳十二经所拘，当从督、冲、二跷、四穴中奇邪之法治之。

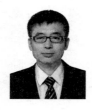

所答非所问。问题似乎置于上一段开头为妥。

临床也有五液病变不是由脾虚所致五行生克失序引起的。如癫痫发病，可表现为涎沫、清涕、冷汗等，这是由奇经的病邪引起，治疗当治奇经。

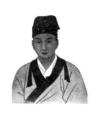

无禀受则四脏及经络皆病焉。盖脾土无阳乃死，于经脉皮毛为使，建中之名于此见焉。病有缓急、收散、升降、浮沉、涩滑之类非一，从权立法于后。如皮毛肌肉之不伸，无大热，不能食而渴者，加葛根五钱；燥热及胃气上冲，为冲脉所逆，或作逆气而里急者，加炒黄柏、知母；如觉胸中热而不渴，加炒黄芩；如胸中结滞气涩或有热者，亦各加之；如食少而小便少者，津液不足也，勿利之，益气补胃自行矣。气弱气短者，加人参，只升阳之剂助阳，尤胜加人参；如恶热发热而躁渴，脉洪大，白虎汤主之，或喘者加人参；如渴不止，寒水石、石膏各等分，少少与之，即钱氏方中甘露饮，主身大热而小便数，或上饮下溲，此燥热也，气燥加白葵花，血燥加赤葵花；如脉弦只加风药，不可用五苓散；如小便行病增者，此内燥津液不能停，当致津液，加炒黄柏、赤葵花；如心下痞闷者，加黄连一、黄芩三，减诸甘药；如不能食心下软而痞者，甘草泻心汤则愈。

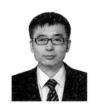

这段文字主体见于卷上"君臣佐使法"中，此处当为衍文。

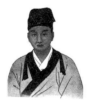

五脏外有所主，内无所受，谓外主皮毛、血脉、肌肉、筋骨及各空窍是也。若胃气一虚无所禀受，则四脏经络皆病，况脾全藉胃土平和，则有所受而生荣，周身四脏皆旺，十二神守职，皮毛固密，筋骨柔和，九窍通利，外邪不能侮也。

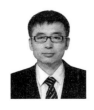

在外五脏分别外主皮毛、血脉、肌肉、筋、骨，以及九窍都属于五脏的外候。在内，五脏通过脾的转输从胃获得水谷精微的给养。如胃气平和，水谷精微输布于五脏及周身，则十二脏腑功能正常，皮毛固密，筋骨柔和，九窍通利，外邪不易入侵。如胃气虚弱，脾输布无源，则脏腑、经络、五体、九窍皆不得给养而发生病变。

外有所主，指外主五体。内无所受，指内不受纳。

十二神，即十二官，十二脏腑。

四、胃虚元气不足诸病所生论

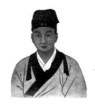

夫饮食劳役皆自汗，乃足阳明化燥火，津液不能停，故汗出小便数也。邪之大者莫若中风，风者百病之长，善行而数变，虽然，无虚邪，则风雨寒不能独伤人，必先中虚邪，然后贼邪得入矣。至于痿、厥逆，皆由汗出而得之也。且冬阳气伏藏于水土之下，如非常泄精，阳气已竭，则春令从何而得，万化俱失所矣。在人则饮食劳役，汗下时出，诸病遂生，予所以谆谆如此者，盖亦欲人知所慎也。

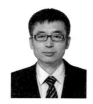

饮食伤，劳役伤，致胃虚元气不足。

胃虚元气不足，内生阴火，迫津外泄，致汗多、小便频数。汗出卫气不固，外邪易入，可引起痿、厥等诸多病变。

汗出、小便频，耗损元气，致阳气不能升发，引起诸病。有如天地间冬不伏藏，春升无源。

无论是阴火引起的病变、外邪入中引起的病变，还是阳气不能升发引起的病变，都是因为胃虚元气不足，因此说"胃虚元气不足诸病所生"。

149

五、忽肥忽瘦论

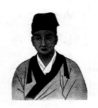
《黄帝针经》云：寒热少气，血上下行。夫气虚不能寒，血虚不能热，血气俱虚不能寒热。而胃虚不能上行，则肺气无所养，故少气，卫气既虚不能寒也；下行乘肾肝助火为毒，则阴分气衰血亏，故寒热少气。血上下行者，足阳明胃之脉衰，则冲脉并阳明之脉上行于阳分，逆行七十二度，脉之火大旺，逆阳明脉中，血上行，其血冲满于上，若火时退伏于下则血下行，故言血上下行，俗谓之忽肥忽瘦者是也。

《经》曰：热伤气，又曰壮火食气，故脾胃虚而火胜，则必少气，不能卫护皮毛，通贯上焦之气而短少也。阴分血亏，阳分气削，阴阳之分，周身血气俱少，不能寒热，故言寒热也。《灵枢经》云：上焦开发，宣五谷味，熏肤充身泽毛，若雾露之溉。此则胃气平而上行也。

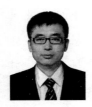
《医宗金鉴·杂病心法要诀》中说："忽肥忽瘦者，火乘土位，上并阳分，则血脉上行而上盛，故面赤红而肥；下并阴分，则血脉下行而上虚，故面青白而瘦。"

忽肥忽瘦，当指阴火上冲和消退时病人的一种自我感觉。

李东垣仍然在说理：脾胃元气内伤，阴火内生，气虚下溜（不升），阴火上冲。

能，同耐。

六、天地阴阳生杀之理在升降浮沉之间论

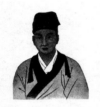

《阴阳应象大论》云：天以阳生阴长，地以阳杀阴藏。然岁以春为首，正，正也；寅，引也。少阳之气始于泉下，引阴升而在天地人之上。即天之分，百谷草木皆甲坼于此时也。至立夏少阴之火炽于太虚，则草木盛茂，垂枝布叶，乃阳之用，阴之体，此所谓天以阳生阴长。经言岁半以前天气主之，在乎升浮也。至秋而太阴之运，初自天而下逐，阴降而彻地，则金振燥令，风厉霜飞，品物咸殒，其枝独在，若乎毫毛。至冬则少阴之气复伏于泉下，水冰地坼，万类周密，阴之用，阳之体也，此所谓地以阳杀阴藏。经言岁半以后地气主之，在乎降沉也。

至于春气温和，夏气暑热，秋气清凉，冬气冷冽，此则正气之序也。故曰履端于始，序则不愆，升已而降，降已而升，如环无端，运化万物，其实一气也。设或阴阳错综、胜复之变，自此而起，万物之中，人一也。呼吸升降，效象天地，准绳阴阳。盖胃为水谷之海，饮食入胃，而精气先输脾归肺，上行春夏之令，以滋养周身，乃清气为天者也。升已而下输膀胱，行秋冬之令，为传化糟粕转味而出，乃浊阴为地者也。

若夫顺四时之气，起居有时，以避寒暑，饮食有节，及不暴喜怒以颐

神志，常欲四时均平而无偏胜则安。不然损伤脾，真气下溜，或下泄而久不能升，是有秋冬而无春夏，乃生长之用，陷于殒杀之气，而百病皆起，或久升而不降亦病焉。于此求之，则知履端之义矣。

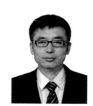

《素问·阴阳应象大论篇第五》曰："故积阳为天，积阴为地。阴静阳躁，阳生阴长，阳杀阴藏。"

对"阳生阴长，阳杀阴藏"，注家多从阴、阳的特性来解读。李东垣从升浮降沉来解读。升浮为阳生阴长，降沉为阳杀阴藏。春夏为阳生阴长，秋冬为阳杀阴藏。升浮为天，降沉为地。因此说"天以阳生阴长，地以阳杀阴藏"。

春升、夏浮、秋降、冬沉，次第有序，如环无端。天人合一，体内气机升已而降，降已而升，一如四时之气。

人当顺应四时升浮降沉，饮食有节，起居有时，外避寒暑入侵，内避七情所伤。否则，内伤脾胃，升浮降沉失序，百病纷起。

七、阴阳寿夭论

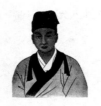

《五常政大论》云：阴精所奉其人寿，阳精所降其人夭。夫阴精所奉者，上奉于阳，谓春夏生长之气也；阳精所降者，下降于阴，谓秋冬收藏之气也。且如地之伏阴，其精遇春而变动，升腾于上，即曰生发之气；升极而浮，即曰蕃秀之气。此六气右迁于天，乃天之清阳也，阳主生，故寿。天之元阳，其精遇秋而退，降坠于下，乃为收敛殒杀之气；降极而沉，是为闭藏之气，此五运左迁入地，乃地之浊阴也，阴主杀，故夭。

根于外者名曰气立，气止则化绝；根于内者名曰神机，神去则机息。皆不升而降也。地气者人之脾胃也，脾主五脏之气，肾主五脏之精，皆上奉于天，二者俱主生化以奉升浮，是知春生夏长皆从胃中出也。故动止饮食各得其所，必清必净，不令损胃之元气，下乘肾肝，及行秋冬殒杀之令，则亦合于天数耳。

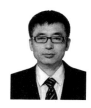

　　春夏升浮，秋冬降沉，生长之机在于升浮，无升浮何谈降沉。

　　李东垣在强调升浮降沉中升浮的重要性，脾胃的重要性。

升浮则寿，降沉则夭。

任何一门理论的正确性都是相对的，都是有其一定适用范围的。

八、五脏之气交变论

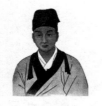《五脏别论》云：五气入鼻，藏于心肺。《难经》云：肺主鼻，鼻和则知香臭。洁古云：视听明而清凉，香臭辨而温暖。此内受天之气而外利于九窍也。夫三焦之窍开于喉，出于鼻，鼻乃肺之窍，此体也，其闻香臭者用也。心主五臭舍于鼻，盖九窍之用皆禀长生，为近心，长生于酉，酉者肺，故知鼻为心之所用，而闻香臭也。耳者上通天气，肾之窍也，乃肾之体而为肺之用，盖肺长生于子，子乃肾之舍而肺居其中，而能听音声也。

一说声者天之阳，音者天之阴，在地为五律，在人为喉之窍，在口乃三焦之用。肺与心合而为言，出于口也，此口心之窍开于舌为体，三焦于肺为用，又不可不知也。

肝之窍通于目，离为火，能耀光而见物，故分别五色也，肝为之舍，肾主五精，鼻藏气于心肺，故曰主百脉而行阳道。《经》云：脱气者目盲，脱精者耳聋。心肺有病而鼻为之不利，此明耳、目、口、鼻为清气所奉于天，而心劳胃损则受邪也。

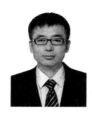

五官九窍为五脏之外窍。五脏之气平和，九窍清空；五脏之气交变，九窍失和。

文中引用《内经》《难经》及张元素有关论述，旨在强调：清阳上走，则九窍通利；内伤脾胃，清阳不升，则九窍病变。

九、阴阳升降论

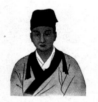

《易》曰：两仪生四象，乃天地气交，八卦是也。在人则清浊之气皆从脾胃出，荣气荣养周身，乃水谷之气味化之也。清阳为天，清阳成天。地气上为云，天气下为雨，水谷之精气也，气海也，七神也，元气也，父也。清中清者，清肺以助天真。清阳出上窍耳目鼻口之七窍是也。清中浊者，荣华腠理。清阳为腠理毛窍也，清阳实四肢。真气充实四肢。浊阴为地，垒阴成地。云出天气，雨出地气，五谷五味之精是五味之化也，血荣也，维持神明也，血之府会也，母也。浊中清者，荣养于神，降至中脘而为血，故曰心主血，心藏神。浊阴出下窍，前阴膀胱之窍也。浊中浊者，坚强骨髓。浊阴走五脏，散于五脏之血也，养血脉，润皮肤，肥肌肉筋者是也，血生肉者此也。浊阴归六腑，谓毛脉合精，经气归于腑者是也。

天气清静光明者也，藏德不止，故不下也。天明则日月不明，邪害空窍，阳气者闭塞，地气者冒明，云雾不精，则上应白露不下。交通不表，万物命故不施，不施则名木多死，恶气不发，风雨不节，白露不下，则菀藁不荣。贼风数至，暴雨数起，天地四时不相保，与道相失，则未央绝灭。唯圣人从之，故身无苛病，万物不失，生气不竭。

此说人之不避大寒伤形，大热伤气，四时节候变更之异气，及饮食失节，妄作劳役，心生好恶，皆令元气不行，气化为火，乃失生夭折之由耳。

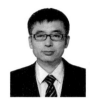

《素问·阴阳应象大论篇第五》："故清阳为天，浊阴为地。地气上为云，天气下为雨。雨出地气，云出天气。故清阳出上窍，浊阴出下窍。清阳发腠理，浊阴走五脏。清阳实四支，浊阴归六腑。"

第一段主要是引用并解读了上面这段经文。

第二段引自于《素问·四气调神大论篇第二》。

第三段中的"寒伤形，热伤气"出自于《素问·阴阳应象大论篇第五》。

这篇医论主要说明天地间有阴阳升降，人体内也有阴阳升降。人体内的阴阳升降主要体现在脾胃所运化的水谷精微在身体内输布、温煦、濡养的过程。其中，清阳上出是生气不竭的关键。最后指出，养生当顺应四时升降，避饮食、劳役、七情所伤，使体内阴阳升降与天地间阴阳升降相应，胃气升浮降沉不滞，阴火无由而生，元气无由而伤。

十、调理脾胃治验治法用药
若不明升降浮沉差互反损论

予病脾胃久衰，视听半失，此阴盛乘阳，加之气短精神不足，此由弦脉令虚，多言之过，皆阳气衰弱，不得舒伸，伏匿于阴中耳。

癸卯岁六七月间，淫雨阴寒逾月不止，时人多病泄利，湿多成五泄故也。一日予体重肢节疼痛，大便泄并下者三，而小便闭塞。思其治法，按《内经·标本论》：大小便不利，无问标本，先利大小便。又云：在下者引而竭之。亦是先利小便也。又云：诸泄利，小便不利先分别之。又云：治湿不利小便，非其治也。皆当利其小便，必用淡味渗泄之剂以利之，是其法也。噫！圣人之法，虽布在方册，其不尽者，可以求责耳。

今客邪寒湿之淫，从外而入里，以暴加之，若从以上法度，用淡渗之剂以除之，病虽即已，是降之又降，是复益其阴而重竭其阳气矣，是阳气愈削而精神愈短矣，是阴重强而阳重衰矣，反助其邪之谓也，故必用升阳风药即差。以羌活、独活、柴胡、升麻各一钱，防风根截半钱，炙甘草根截半钱，同㕮咀，水四中盏，煎至一盏，去渣，稍热服。大法云：湿寒之胜，助风以平之。又曰：下者举之。得阳气升腾而去矣。又法云：客者除之，是因曲而为之直也。夫圣人之法，可以类推，举一而知百病者也。若不达升降浮沉之理，而一概施治，其愈者幸也。

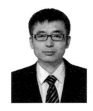

这是李东垣自治案，《内外伤辨惑论》中也载有该案。

平素即脾胃虚弱，阳气不得升浮，浊阴不得降沉，精神不足、气短、耳不聪、目不明。值长夏时节，阴雨连绵，寒湿外侵，病发泄泻伴身重肢疼、小便短少。

怎么治？

用藿香正气散和中化湿散寒，或用平胃散燥湿运脾止泻，或用五苓散分清别浊止泻，或用胃苓汤燥湿利水止泻，或用理中汤温中补中止泻，甚或用参苓白术散健脾渗湿止泻……

上述用方都属于脏腑补泻用药法。可以肯定，上述用方都可以见效，都可以使泄泻止。只是有见效快慢的差别和后续治疗的不同。

李东垣是怎么治疗的？

可以梳理李东垣的辨治思路如下：

本病是内伤病还是外感病？

是内伤病基础上的外感病。

先治外感还是先治内伤？

先治外感，顾及内伤。也就是说祛邪为先，不伤脏腑（正气）。

邪属寒湿，用淡渗利湿、苦温燥湿、芳香化湿，还是辛温胜湿？

素体脾胃虚弱，阳气不得升浮，使用祛邪药时要顾及阳气升浮不足。淡渗利湿、苦温燥湿都有损阳气升浮，故不宜取用。尤其是淡渗利湿，降沉之品，直损阳气升浮，即使用后小便利、泄泻止，但会致使视听半失、精神短少都会较前加重，绝不可取。芳香化湿、辛温胜湿都有助于阳气升浮，考虑到寒湿从外而入，还可使寒湿从外而出，故首选辛温胜湿。这样，寒湿去，泄泻止，阳气升浮也不受损。

处方：羌活、独活、柴胡、升麻各一钱，防风半钱，炙甘草半钱。

李东垣所用的是升降浮沉补泻用药法。

脾胃虚弱，为什么不用人参、黄芪补气之药？

外感表证，祛邪为先，过早使用补药会延长疗程。

一剂药共五钱，加大剂量会不会疗效更好？

加大剂量有可能会寒去湿留，也会耗伤胃气加重精神短少。

本案中，李东垣为我们完美展现了临证明辨外感、内伤的意义，以及脏腑补泻用药法和升降浮沉补泻用药法的不同。

从本案中，我们也可以看到，中医临证，使用不同治法即使都能取效，治疗境界也有高下不同。

喻嘉言在《医门法律》中指出"下痢必从汗，先解其外，后调其内"，称之为"逆流挽舟之法"，为后世所称道。

邪从外入，使从外出。从这点上看，喻嘉言用逆流挽舟法治痢和李东垣用逆流挽舟法治泻有异曲同工之妙。只是喻嘉言只想到了驱邪外出，李东垣还考虑到了阳气升浮。

徐灵胎不理解李东垣的升降浮沉补泻用药法。他在《医贯砭》中说："利湿如何是益阴竭阳，岂湿气是阳耶？""湿而利之，是助何邪？"

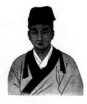

戊申六月初，枢判白文举年六十二，素有脾胃虚损病，目疾时作，身面目睛俱黄，小便或黄或白，大便不调，饮食减少，气短上气，怠惰嗜卧，四肢不收。

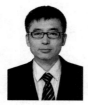

饮食减少、气短上气、怠惰嗜卧、四肢不收是脾胃虚弱的表现。身面目睛俱黄、小便或黄或白、大便不调是湿热蕴滞的表现。目疾时作，是清阳不能上走清窍、湿热滞窍的表现。

六十二岁老人，平素脾胃虚弱，清阳不升，湿热蕴滞。

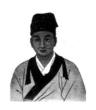

至六月中，目疾复作，医以泻肝散下数行，而前疾增剧。予谓大黄、牵牛虽除湿热，而不能走经络，下咽不入肝经，先入胃中，大黄苦寒重虚其胃，牵牛其味至辛能泻气，重虚肺本，嗽大作，盖标实不去，本虚愈甚，加之适当暑雨之际，素有黄证之人，所以增剧也。此当于脾胃肺之本脏，泻外经中之湿热，制清神益气汤主之而愈。

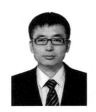

六月夏暑，目疾又发，前医辨为肝热证，投以泻肝散清泻肝火，药后泻下数次，而目疾不减反重。

《仁斋直指方论·眼目》："泻肝散：治肝热赤眼肿痛。栀子仁、荆芥、大黄、甘草，等分。上锉。每服二钱，水煎食后服。"

《汤液本草》中记录：

大黄，"《象》云：性走而不守，泻诸实热不通，下大便，涤荡肠胃间热，专治不大便。"

牵牛，"《心》云：泻元气，去气中湿热。"

大黄苦寒泻肠胃，牵牛辛寒泻肺气，此类药虽能泻实热、泻湿热，但只是泻脏腑的实热、湿热。而本病为目疾，素体湿热，加之暑天雨季，湿热在经而不在脏。用药不辨脏腑、经络，邪在经络反泻脏腑，只能使湿热不去而脏腑更虚。

清神益气汤

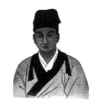

茯苓 升麻以上各二分 泽泻 苍术 防风以上各三分 生姜五分

此药能走经，除湿热而不守，故不泻本脏，补肺与脾胃本中气之虚弱。

青皮一分 橘皮 生甘草 白芍 白术以上各二分

人参五分

此药皆能守本而不走经，不走经者不滋经络中邪，守者能补脏之元气。

黄柏一分　麦门冬　人参以上各二分　五味子三分

此药去时令浮热湿蒸。

上件锉如麻豆大，都作一服，水二盏，煎至一盏，去渣，稍热空心服。

火炽之极，金伏之际，而寒水绝体，于此时也，故急救之以生脉散，除其湿热，以恶其太甚。肺欲收，心苦缓，皆酸以收之。心火盛则甘以泻之，故人参之甘，佐以五味子之酸。孙思邈云：夏月常服五味子，以补五脏气是也。麦门冬之微苦寒，能滋水之源于金之位，而清肃肺气，又能除火刑金之嗽，而敛其痰邪，复微加黄柏之苦寒，以为守位滋水之流，以镇坠其浮气，而除两足之痿弱也。

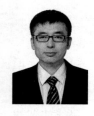

清神益气汤由15味药组成，方中茯苓、升麻、泽泻、苍术、防风、生姜辛散苦燥淡渗祛在经之湿热，人参、白术、白芍、橘皮、青皮、生甘草补中调中治肺脾胃之气虚，人参、麦冬、五味子、黄柏益气养阴清热针对暑湿热之伤。调补脏腑之虚，祛除经脉之邪。

从"药类法象"分析：方中人参、白术、苍术、橘皮、青皮、甘草6味药属"湿化成"类，升麻、防风2味药属"风升生"类，白芍、麦门冬、五味子、茯苓、泽泻5味药属"燥降收"类，生姜属"热浮长"类，黄柏属"寒沉藏"类。在补中益气、恢复升浮降沉中，以"湿化成"和"燥降收"类药物偏多。

从药物组成分析，本方也可看作由补中益气的补中益气汤、益气养阴的生脉散、祛经络湿热的苍术汤（防风、黄柏、柴胡、苍术）三方合方加减而成。具体加减为：三方合方，去黄芪、当归、柴胡，加茯苓、泽泻、生姜、青皮、白芍。

本方也可以看作由清暑益气汤去黄芪、神曲、当归身、葛根、炙甘草，加茯苓、防风、生姜、白芍、生甘草而成，减弱了补中升清的作用，增强了祛经脉湿热的作用。

本案用药的关键点在于需要用到辛散升浮走经脉的药物，同时掌握好祛邪和扶正的比例、升浮和降沉的比例。

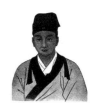

范天骙之内，素有脾胃之证，时显烦躁，胸中不利，大便不通。初冬出外而晚归，为寒气怫郁，闷乱大作，火不得伸故也。

内，即内人，指妻子。

女性患者，平素脾胃虚弱，气机升降障碍，上有胸中不利，下有大便不通（实即胸、脘、腹气机不畅）。脾胃不足，气机不畅，阴火内生，故时显烦躁。

初冬天气已冷，外出晚归受寒，寒气郁闭致阴火加重，患者由时显烦躁转为烦闷躁扰不宁。

此次病发的关键在于气机的郁阻加重了阴火，因此说"火不得伸"（阴火原本就是"由郁而生"之火）。

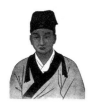

医疑有热，治以疏风丸，大便行而病不减。又疑药力小，复加七八十丸，下两行，前证仍不减，复添吐逆。食不能停，痰唾稠黏，涌出不止，眼黑头旋，恶心烦闷，气短促上喘，无力，不欲言，心神颠倒，兀兀不止，目不敢开，如在风云中，头苦痛如裂，身重如山，四肢厥冷，不得安卧。

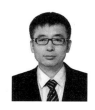

疏风丸应该是当时服用方便的一种中成药。《儒门事亲》中载有疏风丸，组成为通圣散加天麻、羌活、独活、细辛、甘菊、首乌等，主要由辛温疏散和苦寒泻下药物组

成，重点在于泻下开闭。

倘患者没有"素有脾胃之证"，医生所见症状都是新发，那么医生辨为热证，治以疏风丸，应该是没有问题的。腑气通下，热郁开散，诸症当应手而解。

而本病是"宿病"，新感诱发（加重）。其宿病是脾胃不足，阴火内生，是内伤病。医生的错误在于没有辨出本病是内伤病，而误把内伤病当作外感病治疗。

药后大便通下，病症并没有减轻。此时若意识到辨证治疗有误，重新辨治，仍不致坏事。但医生再次出现失误，误辨为病重药轻，进而加大剂量服用，致脾胃进一步损伤而升降逆乱，清浊相混，诸症纷出。归纳症状有：眩晕头痛，呕恶吐逆，食入即吐，痰唾上涌，心烦气促，身重无力，四逆躁扰。

眩晕"如在风云中"，头痛"如裂"，加之水谷不得入（吐逆而"食不能停"），四肢逆冷而"不得安卧"，病症应该是较重的。

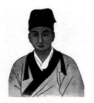

余谓前证乃胃气已损，复下两次，则重虚其胃，而痰厥头痛作矣。制半夏白术天麻汤主之而愈。

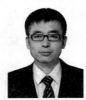

诸症成因不外乎素体脾胃虚弱，误治损伤脾胃致气血生化无源，清阳不升，浊阴（痰湿）上逆。

半夏白术天麻汤

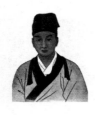

黄柏二分　干姜三分　天麻　苍术　白茯苓　黄芪　泽泻　人参以上各五分　白术　炒曲以上各一钱　半夏汤洗七次　大麦蘖面　橘皮以上各一钱五分

上件㕮咀，每服半两，水二盏，煎至一盏，去渣，带

热服，食前。

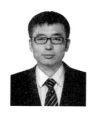

大麦蘗即大麦芽。

半夏、麦芽、橘皮剂量最大，各用一钱五分。

白术、神曲的用量次之，各用一钱。

天麻、黄芪、人参、苍术、白茯苓、泽泻，各用五分。

黄柏、干姜仅用二分。

黄芪用量仅为半夏用量的三分之一，这应是以半夏名方而不以"补中""益气"名方的原因。

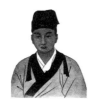

此头痛苦甚，谓之足太阴痰厥头痛，非半夏不能疗，眼黑头旋，风虚内作，非天麻不能除。其苗为定风草，独不为风所动也。

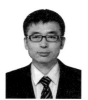

痰厥头痛，可理解为痰逆头痛而较甚者。

足太阴脾，主运化水湿，为生痰之源，故痰湿上逆头痛而"苦甚"者，称为"足太阴痰厥头痛"。

《汤液本草》半夏条下："《象》云：治寒痰，及形寒饮冷伤肺而咳，大和胃气，除胃寒，进食。""《心》云：能胜脾胃之湿，所以化痰。"

半夏可化痰湿，和脾胃，降胃逆。降痰逆自然也在功用之中。

天麻，在《汤液本草》中只言"治头风"。

《本草纲目》："李时珍曰：天麻乃肝经气分之药。《素问》云：诸风掉眩，皆属于木。故天麻入厥阴之经而治诸病。"

本方中用半夏、天麻，属"专病专药"用法。半夏为痰厥头痛专药，天麻为风虚内作眩晕专药。

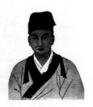

黄芪甘温泻火补元气，人参甘温泻火补中益气。

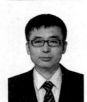

肺主一身之气，黄芪通过补肺气可补一身之气。

脾胃为气血生化之源，人参通过补脾胃之气，上可补肺气，下可补元气。

黄芪"补元气"之说少见。

黄芪、人参通过补气可治疗气虚阴火病症，但黄芪、人参没有直接泻火的作用。文中"泻火"当为用药后结果，而非直接功效。

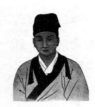

二术俱苦甘温，除湿补中益气，泽、苓利小便导湿，橘皮苦温益气调中升阳，曲消实，荡胃中滞气，大麦蘖面宽中助胃气，干姜辛热以涤中寒，黄柏苦大寒，酒洗以主冬天少火在泉发躁也。

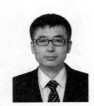

白术健脾，达除湿、补中之效；苍术除湿，达补中、益气之功。

泽泻、茯苓利水湿达健脾之效，橘皮调中气达开胃益脾之功。

神曲、麦芽消食宽中达和胃益脾之效，少佐干姜温中有开胃运脾之功。

"在泉"为在下之意。"少火在泉"指在下生发元气之火。

黄柏苦寒，入足少阴肾经，寒泻下焦火，苦燥下焦湿。

少火在泉发躁，当指下焦郁火。黄柏酒洗，清泻下焦郁火。

《汤液本草》："黄柏、知母，下部药也，久弱之人须合用之者，酒浸曝干，恐寒伤胃气也。"

通常我们可以这样理解本方组方思路：本案属内伤基础上的痰厥头

痛，即气虚痰厥头痛。治疗以二陈汤去甘草加苍术、泽泻化痰去湿，合大麦芽、神曲鼓舞胃气，开胃畅中。合以人参、黄芪、白术补中益气，佐以干姜守住中宫。加天麻息风止晕，加黄柏清泻阴火。干姜、黄柏，少量相伍，有辛开苦降、升降中焦气机作用。

从方中用量分析，本方以去痰湿、畅中焦为主，补益者次之，即治疗以去痰湿、止晕痛、开胃运脾为先。如需善后，当以补益为主。

从"药类法象"分析：本案处方13味药，属"湿化成"类的有黄芪、人参、半夏、苍术、白术、橘皮、大麦蘖面7味，属"燥降收"类的有茯苓、泽泻2味，属"热浮长"类的有干姜、神曲2味，属"风升生"类的有天麻1味，属"寒沉藏"类的有黄柏1味。

从药味组成、用药剂量来看，"湿化成"类的药物占绝对多数。

在"湿化成"类的药物中，为什么不用甘草？

考虑到患者痰湿内盛，有中满。东垣先生《用药心法》明言：甘草中满者禁用。

补中益气汤加减中，有"头痛加蔓荆子三分，痛甚川芎五分。顶痛脑痛，加藁本五分，细辛三分。诸头痛，并用此四味足矣。如头痛有痰，沉重懒倦者，乃太阴痰厥头痛，加半夏五分，生姜三分。"

本案治疗，可不可以用补中益气汤加减？

不可以。补泻主次有别！

《兰室秘藏·头痛门》有"高颠之上，唯风可到""凡头痛皆以风药治之者，总其大体而言之也"之说。本案主症为头痛头晕，但方中只用到一味"风升生"类药，即天麻，而天麻也不是治头痛所常用的升散类风药。

本案中为什么不用升麻、柴胡或蔓荆子、藁本等升散药，而用茯苓、泽泻等沉降药？

证属"痰厥"，痰浊上逆、胃气上逆，故治疗以降逆下行为主。尽管证有内伤，有清阳不升，但浊阴逆上为急，急则先治。

值得注意的是，后世医家有批评李东垣好用（滥用）升清者。而本案中，脾胃大损，李东垣却没有用一味升清之品。

当然另一方面的原因也不能忽视，就是时值"初冬"。

倘时值"春季"呢？

"如春时有疾，于所用药内加清凉风药"。

本案中为什么用干姜？

病发于"初冬"，属李东垣"随时用药"例。倘病发于"初夏"，干姜当不用。

"冬月有疾，加大热药，是不绝生化之源也"。

本案中为什么用黄柏？

泻阴火。倘无阴火，可不用。

清代医家程钟龄在《医学心悟》中谈到眩晕时说："有痰湿壅遏者，书云：头旋眼花，非天麻、半夏不除是也，半夏白术天麻汤主之。""半夏白术天麻汤：半夏一钱五分，天麻、茯苓、橘红各一钱，白术三钱，甘草五分，生姜一片，大枣二枚，水煎服。"

方药主要由二陈汤加白术、天麻组成。

半夏用一钱五分，而白术用三钱，与李东垣半夏白术天麻汤中半夏为君、量最大不同。

沿用前人的理论、方名而自拟新方，又不明言所以然，易造成后学者的认识混乱。

按理说，李东垣半夏白术天麻汤从说理到组方，都较程钟龄半夏白术天麻汤严谨、全面，且李氏在前、程氏在后。但，程氏之方远较李氏之方流传为广。

为什么？

李氏方繁复而程氏方简约。

金元医学传承至明、至清，很多方面都降阶而下。利，在于易学易用；弊，在于"医道日浅"。

《医学心悟》也谈到气虚眩晕："有气虚夹痰者，书曰：清阳不升，浊阴不降，则上重下轻也，六君子汤主之。""予尝治大虚之人，眩晕自汗，气短脉数，其间有参数斤而愈者，有用参十数斤而愈者，有用附子二三斤者，有用芪、术熬膏近半石者，其所用方，总不离十全、八味、六君子等。"

气虚补气，有痰化痰，脏腑辨证用药法，与李东垣的升降浮沉补泻用药法有别。

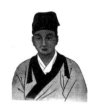

戊申有一贫士，七月中脾胃虚弱，气促憔悴，因与人参芍药汤。

人参芍药汤

麦门冬二分　当归身　人参以上各三分　炙甘草　白芍黄芪以上各一钱　五味子五个

上件㕮咀，分作二服，每服用水二盏，煎至一盏，去渣，稍热服。

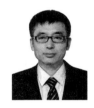

贫士，食不果腹，加之七月暑热耗伤气阴。气促为脾胃气虚，憔悴提示阴血亦亏。

治疗以生脉散补益气阴，加黄芪、炙甘草、当归身、白芍补益气血。

本方也可看作补中益气汤去升清之升麻、柴胡，去和中之白术、橘皮，加补益阴血之麦门冬、五味子、白芍而成。从升降分析，在补中益气汤基础上去升清加敛降。

既愈，继而冬居旷室，卧热炕而吐血数次。予谓此人久虚弱，附脐有形，而有大热在内，上气不足，阳气外虚，当补表之阳气，泻里之虚热。

冬居旷室，衣服复单薄，是重虚其阳，表有大寒，壅遏里热，火邪不得舒伸，故血出于口。因思仲景太阳伤寒，当以麻黄汤发汗，而不与之，遂成衄血，却与之立愈，与此甚同。因与麻黄人参芍

171

药汤。

麻黄人参芍药汤

人参益三焦元气不足而实其表也 **麦门冬**以上各三分 **桂枝**以补表虚 **当归身**和血养血，各五分 **麻黄**去其外寒 **炙甘草**补其脾 **白芍** **黄芪**以上各一钱 **五味子**二个，安其肺气

上件㕮咀，都作一服，水三盏，煮麻黄一味，令沸去沫，至二盏，入余药同煎至一盏，去渣，热服，临卧。

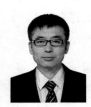

冬季，居旷室，衣单薄，表有大寒，当属太阳表证，方中用到了麻黄、桂枝、白芍、炙甘草，似有麻黄汤、桂枝汤方意。但李东垣主要着眼点并不在此，而在于患者为贫士，气促憔悴，脾胃虚弱，组方用药全从内伤着眼，用到了"益三焦元气不足而实其表"的人参，"益皮毛而闭腠理"的黄芪，"补其脾"的炙甘草，"和血养血"的当归身。也就是说，本方实为补中益气汤加减而成，以麻黄、桂枝取代升麻、柴胡，同时去白术、橘皮，加麦门冬、五味子、白芍。

李东垣为什么要这样加减呢？

"必先岁气，无伐天和"，李东垣遵《内经》之旨，特别重视"四时用药加减"。补中益气汤中之所以用升麻、柴胡，是因为"生长之令不行"，用升麻"行春升之令"，用柴胡"行少阳之气上升"。而本案患病正值冬季，无须升发，故去升麻、柴胡，而易以"去其外寒"的麻黄和"补表虚"的桂枝。

李东垣倡导"随病制方"，这一点与张仲景所倡导的"随证治之"相合。患者里热壅遏而吐血数次，阴血自显不足，故去白术、橘皮之苦燥，而加用润敛之麦门冬、五味子、白芍。加白芍在于"土中泻木"，因土虚吐血最忌木乘。加麦门冬、五味子，与人参合为生脉散，李东垣对生脉散的解释为："脉者，元气也；人参之甘，补元气、泻热火也；麦门冬之苦

寒，补水之源而清肃燥金也；五味子之酸以泻火，补庚大肠与肺金也。"合而用之，"救肺受火邪也"。

综观全案，李东垣既不执"先表后里"而恣用麻黄剂、桂枝辈，也不执"伤内为不足"而呆守补中益气汤，而是随时、随病选方用药，务使方药与病证合拍，两者纤毫无隙。方中共用9味药，而补中益气，祛寒实表，保肺泻肝，诸法并施，标本同治。

费伯雄在《医方论》中谈到本方时说："麻黄人参汤，非教人补中当用散药，正教人散中当用补药也。气血亏弱之人，易受外感，风寒深入，不得不为表散。若径用麻桂等汤，发汗后，虚阳欲绝矣。东垣立此方，以治虚人之表病，天下后世可知固本治标之法矣。"

升阳散火汤

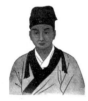

治男子妇人四肢发热，肌热，筋痹热，骨髓中热，发困，热如燎，扪之烙手，此病多因血虚而得之，或胃虚过食冷物，抑遏阳气于脾土，火郁则发之。

生甘草二钱　防风二钱五分　炙甘草三钱　升麻　葛根　独活　白芍　羌活　人参以上各五钱　柴胡八钱

上㕮咀，每服称半两，水三大盏，煎至一盏，去渣，稍热服。忌寒凉之物及冷水月余。

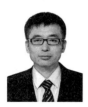

血虚，气并于血则血虚，即脾胃虚弱、气机升浮降沉障碍致气郁于里。

无论是气郁于里，还是抑遏阳气于脾土，都会化生阴火，这种阴火的性质为郁火。症状表现为四肢肌表的发热感，自觉热蒸感。当然，脾胃气虚，自觉有困乏感。

治疗当发散郁火。用"风升生"类的柴胡、葛根、升麻、羌活、独活、防风助阳气升浮，解阳气郁滞，"使三焦畅遂，而火邪皆散矣"。（《医方集解》）同时佐用人参、炙甘草甘温补脾胃元气，白芍、生甘草甘寒泻郁滞阴火。

升阳散火汤所治发热并非寒邪郁闭引起，所用辛散也并非为开表发汗而设。

张璐在《伤寒绪论》中指出："夫火者，生物之本，扬之则光，遏之则灭，今为浊阴填塞，不得上行，故宜辛温风药以升散之。清阳既出上窍，浊阴自必下降矣。东垣圣于脾胃者，治之主以升阳，俗医知降，而不知升，是扑灭其生物之本也，安望其卫生哉。"

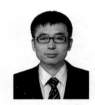

《王修善临证笔记》中载一案："一妇手足心时时发烧，烦躁不寐，面目浮肿，频频汗出，日晡及夜间更甚，此清阳不得上行故也。予以升阳散火汤，二剂安。升阳散火汤：柴胡六克 白芍 葛根各五克 炙甘草 生甘草各一克半防风 酒黄连 升麻各二克 羌活 独活 党参各三克 生姜三片 枣二枚引。"

升阳散火汤所治之火，并非郁于体表，而是郁于脾土。因此，使用升阳散火汤并不忌汗出。

安胃汤

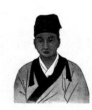

治因饮食汗出，日久心中虚，风虚邪，令人半身不遂，见偏风痿痹之证，当先除其汗，慓悍之气按而收之。

黄连拣净去须　五味子去子　乌梅去核　生甘草以上各五分　熟甘草三分　升麻梢二分

上㕮咀，分作二服，每服水二盏，煎至一盏，去渣，温服，食远，忌湿面、酒、五辛、大料物之类。

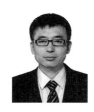

饮食汗出，常见饮食时头汗出，多因阳明胃热引起。胃热日久，耗伤胃气，加之汗出伤及气津，卫气不固，可引起心中空虚及风邪外入所致的一侧肢体痿软、麻痹、不能随意运动等症状。

治疗当先清胃、敛卫、止汗。方用黄连、升麻梢、生甘草清胃热，乌梅、五味子、熟甘草敛卫止汗。

辛热饮食不利汗止，忌服。

剽悍之气，指卫气。

清胃散

治因服补胃热药而致上下牙痛不可忍，牵引头脑满热，发大痛，此足阳明别络入脑也。喜寒恶热，此阳明经中热盛而作也。

真生地黄　　当归身以上各三分　　**牡丹皮**半钱　　**黄连**拣净，六分，如黄连不好更加二分，如夏月倍之，大抵黄连临时增减无定　　**升麻**一钱

上为细末，都作一服，水一盏半，煎至七分，去渣，放冷服之。

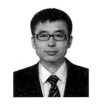

服补胃热药而致，说明原本就有胃阴不足，加之药伤。清胃散治疗内伤病变基础上的胃热牙痛。

方中以黄连清泻胃热为主，因病症在上焦、阳明经，加用升麻升散阳明经火热。因胃热是由服补胃热药引起，补胃热药有燥伤阴血之嫌，故加用丹皮、生地黄、当归身凉血养血和血。

清胃散方中核心药物是黄连、升麻。《张氏医通》在论及清胃散时说："犀角地黄汤，专以散瘀为主，故用犀、芍；此则开提胃热，故用升、连。"

《口齿类要》："郭职方善饮，齿痛腮颊焮肿，此胃经湿热，用清胃散加干葛、荆、防而愈。""王侍御齿摇龈露，喜冷饮食，此胃经湿热。先用承

气汤以退火，又用清胃散以调理而齿固。继而用六味丸以补肾水，羌活散以祛外邪而寻愈。"

使用清胃散时，应该注意兼夹风邪、里实及正虚。

清阳汤

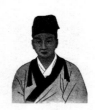

治口喎颊腮急紧，胃中火盛，必汗不止而小便数也。

红花　酒黄柏　桂枝以上各一分　生甘草　苏木以上各五分　炙甘草一钱　葛根一钱五分　当归身　升麻　黄芪以上各二钱

上件㕮咀，都作一服，酒三大盏，煎至一盏二分，去渣，稍热服，食前，服讫以火熨摩紧结处而愈。夫口喎筋急者，是筋脉血络中大寒，此药以代燔针劫刺。破血以去其凝结，内则泄冲脉之火炽。

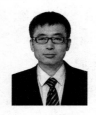

口角歪斜、面颊紧缩是因为寒中脉络。寒邪之所以入中脉络，是因为胃中火盛、头面汗出。胃中火盛当小便短少，小便不短少反数，推知此胃中火盛乃因下焦冲脉之火上炎。之所以下焦冲脉之火上炎，是因为内伤脾胃，清阳不升，内生阴火，起于下焦。

治疗，一方面以黄芪、炙甘草补中，升麻、葛根升清，黄柏、生甘草泻阴火；另一方面以当归身、苏木、红花、桂枝祛寒活血通络，佐以酒煎、局部火熨。

胃风汤

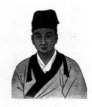

治虚风证，能食，麻木，牙关急搐，目内蠕瞤，胃中有风，独面肿。

蔓荆子一分　干生姜二分　草豆蔻　黄柏　羌活　柴胡

藁本以上各三分　麻黄五分，不去节　当归身　苍术　葛根以上各一钱　香白芷一钱二分　炙甘草一钱五分　升麻二钱　枣四枚

上件锉如麻豆大，分二服，每服水二盏，煎至一盏，去渣，热服，食后。

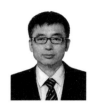

阳明经上走于面。症见面肿、面部麻木、牙关急搐、目内蠕眴等，考虑风中阳明经，故用升麻、白芷、葛根、麻黄、藁本、柴胡、羌活、蔓荆子诸风药祛风通经络。因能食，暂不使用参、芪、术等补中益气之品，只使用了炙甘草一味。使用当归身，佐风药和血通络。

为什么要使用苍术、黄柏、草豆蔻、干生姜呢？结合风药中使用麻黄、羌活等，可能病变发生于秋凉、冬寒之季，用苍术、草豆蔻、干生姜温中、和中，佐黄柏助其冬沉。

此为内伤基础上的外感。

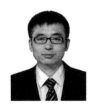

胃风汤，在《张氏医通》中名升麻胃风汤，治疗"中风门"中的麻瞀不仁。"治胃风能食，手足麻瞀，目眴面肿。"并谓："风入胃府，大便清血四射，用人参胃风汤之桂、芍祛之内散；风入胃经，面目眴动，面肿者，用升麻胃风汤之升、葛、麻黄辈祛之外散，不可不辨。"

一治胃腑之风，一治胃经之风。

人参胃风汤，即《局方》胃风汤，是本书中"脾胃损在调饮食适寒温"所记载的胃风汤。

十一、阳明病湿胜自汗论

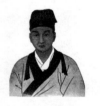

　　或曰：湿之与汗，阴乎阳乎？曰：西南坤土地，脾胃也。人之汗犹天地之雨也，阴滋其湿，则为雾露为雨也，阴湿寒下行之地气也，汗多则亡阳，阳去则阴胜也，甚为寒中。湿胜则音声如从瓮中出，湿若中水也，相家有说土音如居深瓮中，言其壅也，远也，不出也，其为湿审矣。又知此二者，一为阴寒也。《内经》曰：气虚则外寒，虽见热中蒸蒸为汗，终传大寒，知始为热中表虚亡阳，不任外寒，终传寒中，多成痹寒矣。色以候天，脉以候地，形者乃候地之阴阳也。故以脉气候之，皆有形无形可见者也。

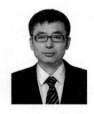

　　"脏气法时升降浮沉补泻之图"中，肺、秋位于西，心、夏位于南，西南之位为脾土，为长夏。因此说"西南坤土地，脾胃也"。

　　《素问·阴阳应象大论篇第五》："以天地为之阴阳，人之汗，以天地之雨名之……"

阳明热胜，可引起自汗，治用白虎汤。

阳明湿胜，怎么能引起自汗呢？

时在长夏，夏暑热蒸，耗气伤阴，淫雨阴寒，伤阳损气。湿热内蒸，表虚不敛，以致自汗。

人体阴阳与天地阴阳相通相应。人体汗出犹天之下雨，没有阳气蒸腾形不成雨、形不成汗，但雨多可致天地间阴寒，汗多也可伤损阳气引起体内阴寒，阳蒸阶段为热中，阴寒阶段为寒中。李东垣这样为阳明湿胜自汗说理，似仍然没有说明湿胜为什么自汗。阳明湿胜自汗与夏暑的特定时节相关。

调卫汤

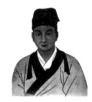

治湿胜自汗，补卫气虚弱，表虚不任外寒。

苏木　红花以上各一分　猪苓二分　麦门冬　生地黄以上各三分　半夏汤洗七次　生黄芩　生甘草　当归梢以上各五分　羌活七分　麻黄根　黄芪以上各一钱　五味子七枚

上㕮咀，如麻豆大，作一服，水二盏，煎至一盏，去渣，稍热服。中风证必自汗，汗多不得重发汗，故禁麻黄而用根节也。

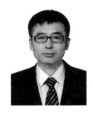

调卫汤组方，以黄芪配伍麻黄根、五味子益气固表止汗，以黄芩、生甘草配伍麦门冬、生地黄清解暑热，以黄芩、生甘草配伍半夏、猪苓、羌活清解湿热，以黄芪、五味子配伍麦门冬、生地黄补益暑伤之气阴，以羌活配伍苏木、红花、当归梢治疗寒湿痹阻。

李东垣仍然在列举复合病机下的组方用药之法。

十二、湿热成痿肺金受邪论

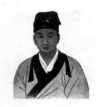

六七月之间，湿令大行，子能令母实而热旺，湿热相合而刑庚大肠，故寒凉以救之。燥金受湿热之邪，绝寒水生化之源，源绝则肾亏，痿厥之病大作，腰以下痿软瘫痪不能动，行走不正，两足剐侧，以清燥汤主之。

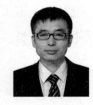

湿热致痿。

六七月间，长夏，湿土当令。脾土令心火实，脾湿与心火相合，肺金受邪。湿热伤及肺金，肺金不能生肾水，致痿厥病作。

此类说理似显繁杂而机械。但清燥汤的组方，确又与此理相合：用补中益气汤治土，生脉散救金，黄连、生地黄泻心，苍术汤（含二妙散）合四苓散祛湿热。

清燥汤

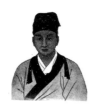

黄连去须　酒黄柏　柴胡以上各一分　麦门冬　当归身　生地黄　炙甘草　猪苓　曲以上各二分　人参　白茯苓　升麻以上各三分　橘皮　白术　泽泻以上各五分　苍术一钱　黄芪一钱五分　五味子九枚

上㕮咀，如麻豆大，每服半两，水二盏半，煎至一盏，去渣，稍热空心服。

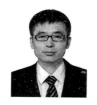

《兰室秘藏》中也载有清燥汤一方，药物组成相同，只是药物排序有别，是依剂量从大到小排列：黄芪一钱五分　橘皮　白术　泽泻以上各五分　人参　白茯苓　升麻以上各三分　炙甘草　麦门冬　当归身　生地黄　神曲末　猪苓以上各二分　柴胡　酒黄柏　黄连　苍术以上各一分　五味子九个。

需要注意的是，两方中苍术用量不同，似以《兰室秘藏》中苍术用一分为妥。

还有一点需要注意的是，清燥汤在《兰室秘藏》中出自"自汗门"，与其相邻的下一方是"治盗汗之圣药"的当归六黄汤。反推使用清燥汤治疗的病症中汗出是一特征性症状。

从药物组成分析，清燥汤实为补中益气汤与生脉散、四苓散的合方再加黄连、黄柏、生姜、神曲。隐含治疗汗症的当归六黄汤和治疗下焦湿热的二妙散。

清暑益气汤去青皮、葛根，加黄连、生地、柴胡、猪苓、泽泻，即为清燥汤的药物组成。清燥汤较清暑益气汤更侧重于清泻湿热。

《名医类案·痿》载汪石山治疗痿证案：一人形肥色黑，素畏热而好饮，年三十余，忽病自汗如雨，四肢俱痿，且恶寒，小便短赤，大便或溏或结，饮食亦减。医作风治，用独活寄生汤、小续命汤，罔效。仲夏，汪观之，脉沉细而数，约有七至，曰：此痿症也。丹溪云：断不可作风治。

经云：痿有五，皆起于肺热。只此一句，便知其治之法矣。经又云：治痿独取阳明。盖阳明，胃与大肠也，胃属土，肺属金，大肠亦属阳金，金赖土生，土亏金失所养，而不能下生肾水，水涸火盛，肺金被伤。况胃主四肢，肺主皮毛，今病四肢不举者，胃土亏也；自汗如雨者，肺金伤也。故治痿之法，独取阳明而兼清肺金之热，正合东垣清燥汤。服百贴，果愈。

从本案中可读到使用清燥汤的主要脉证有：四肢不举，自汗如雨，脉沉细而数，以及饮食大便的变化。

服百贴？章来峰在《河间医话》中指出："王道无近功。凡病在肢体躯壳及痼疾者，以之缓治为宜。若妄投劫剂，希取近效，贻害良多。如东恒清燥汤治痿，余屡用之得效，非百剂不为功。此等方，苟非医者有定力，病者能信任，决难久守。"

《脉诀汇辨》中载一案：鞫上舍，有所抑郁，蒸热如焚，引饮不休。奄奄床褥，喃喃讧语。每言户外事，历历如见。始则指为伤寒，继则疑为鬼祟。药饵日投，病且日进，方来乞治于余。诊得肝脉浮濡，肺脉沉数。余曰：木性虽浮，肝则藏血藏魂，而隶于下焦，脉当沉长而弦；金性虽沉，肺则主气藏魄，而居乎至高，脉当浮短而涩。肺燥而失其相傅之权，则肝为将军之官，无所畏制，遂飞扬而上越，不能自藏其魂耳。尝闻魄强者魂安，今魄弱而魂不肯退藏，乃逐虚阳而放荡，此名离魂。魂既离矣，则出入无时，故户外事皆能闻且见也。当急救肺金之燥，使金气足而肝木有制，则归魂不难耳。因以清燥汤加减，人参、黄芪、天冬、麦冬、五味子、当归以润肺养气，芍药、枣仁、栀子、甘草以摄肝归魂，橘红、沉香使九天之阳下降，升麻、柴胡使九地之阴上升。两剂而讧语顿止，十剂而烦渴皆除。摄治一月，而病魔永遁。

清燥汤原治湿热痿症，本案用其加减治疗离魂症。一为金不生水，一为金不制木，所同者只是金病。抓住"肺金不足"这一关键点，而用清燥汤（法），值得后学效法。

参照本案治法、用药，可以这样解读清燥汤：

清燥，即治疗肺金之燥。

方中用人参、黄芪、当归身、麦门冬、生地黄、五味子、炙甘草润肺养气；用苍术、白术、茯苓、泽泻、猪苓、黄连、黄柏清利湿热；用橘皮、神曲和中降浊；用升麻、柴胡轻清升阳。

助阳和血补气汤

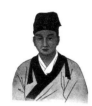

治眼发后，上热壅，白睛红，多眵泪，无疼痛而瘾涩难开，此服苦寒药太过，而真气不能通九窍也。故眼昏花不明，宜助阳和血补气。

香白芷二分　蔓荆子三分　炙甘草　当归身酒洗　柴胡以上各五分　升麻　防风以上各七分　黄芪一钱

上㕮咀，都作一服，水一盏半，煎至一盏，去渣，热服，临卧，避风处睡，忌风寒及食冷物。

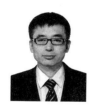

眼病红肿疼痛，服苦寒药太过，疼痛止而红肿未消，多眵多泪，羞明隐涩，视物昏花。此为苦寒药损伤脾胃升发之气，清阳不能上走目窍。治疗宜补气和血、升阳通窍。

方中以防风、升麻、柴胡、蔓荆子、香白芷"助阳"升清通窍为主，佐以黄芪、炙甘草"补气"，当归身"和血"。

助阳和血补气汤在《兰室秘藏》中名"助阳和血汤"。

《兰室秘藏·眼耳鼻门》在谈到眼病中用当归时指出："此辛甘一味，以其和血之圣药，况有甘味，又欲以为向导，为诸药之使耳。"

从药物组成分析，本方似为补中益气汤去人参、白术、橘皮，加防风、蔓荆子、香白芷而成。但本方以助阳升清为主，补中益气汤以补中益气为主，立方主旨不同，方中药物剂量比也不同。

《张氏医通》中用本方治疗目痛上午甚者："眼不赤不疼，乍痛如神祟者，阴阳升降不和，气血偏胜相攻使然。或有血虚者，下午痛，大黄当归散。或有气虚火旺者，上昼痛甚，助阳和血汤。"

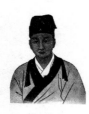

升阳汤

治大便一日三四次，溏而不多，有时泄泻，腹中鸣，小便黄。

柴胡　益智仁　当归身　橘皮以上各三分　升麻六分
甘草二钱　黄芪三钱　红花少许

上㕮咀，分作二服，每服水二大盏，煎至一盏，去渣，稍热服。

"清气在下，则生飧泄"，治疗脾虚溏泻或泄泻，用补中益气升清法，补中益气汤方加减，去人参、白术加益智仁、红花。

加益智仁，可能时值秋季、冬季，属"随时用药"。《汤液本草》对益智仁的解读"本是脾经药""《象》云：治脾胃中受寒邪，和中益气，治多唾，当于补中药内兼用之，勿多服"。

为什么用红花少许？

如泄泻日久，腹中痛，则有理由加用益智仁、红花。

为什么去人参、白术，甘草用生？

气虚不甚？小便黄，故甘草用生，加用益智仁？

李东垣始终在以案例法。

升阳除湿汤

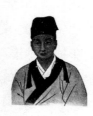

治脾胃虚弱，不思饮食，肠鸣腹痛，泄泻无度，小便黄，四肢困弱。

甘草　大麦蘗面如胃寒腹鸣者加　陈皮　猪苓以上各三分
泽泻　益智仁　半夏　防风　神曲　升麻　柴胡　羌活以
上各五分　苍术一钱

上咬咀，作一服，水三大盏，生姜三片，枣二枚，同煎至一盏，去渣，空心服。

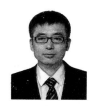

平素脾胃虚弱，不思饮食，寒湿加临致突发肠鸣腹痛、泄泻无度、四肢困弱。

治疗以治寒湿泄泻为急。以苍术、益智仁、羌活、防风温中燥湿胜湿为主，佐以神曲、半夏、陈皮、大麦蘖面和中开胃，泽泻、猪苓淡利水湿。柴胡、升麻佐羌活、防风升清，甘草为使。

寒湿祛，泄泻止，后续可以补中益气治疗脾胃虚弱。

小便黄，即小便短少意。

益胃汤

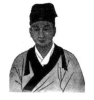

治头闷，劳动则微痛，不喜饮食，四肢怠惰，躁热短气，口不知味，肠鸣，大便微溏、黄色，身体昏闷，口干不喜食冷。

黄芪　甘草　半夏以上各二分　黄芩　柴胡　人参　益智仁　白术以上各三分　当归梢　陈皮　升麻以上各五分　苍术一钱五分

上咬咀，作一服，水二大盏，煎至一盏，去渣，稍热服，食前，忌饮食失节，生冷硬物、酒、湿面。

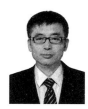

不喜饮食、四肢怠惰、短气、口不知味为脾胃虚弱，头闷、劳动则微痛、肠鸣、大便微溏为气虚清阳不升，躁热为阴火，身体昏闷为清阳不得升浮外达，口干为津不上承，不喜食冷为脾胃有寒湿。

治疗当以补中升清，祛寒湿，泻阴火。方用补中益气汤加苍术、益智仁、半夏、黄芩。只是在剂量使用上，苍术量最大，黄芪、甘草量最小，祛邪（祛寒湿）为主，佐以补中。

生姜和中汤

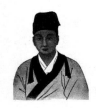

治食不下，口干虚渴，四肢困倦。

生甘草　炙甘草以上各一分　酒黄芩　柴胡　橘皮以上各二分　升麻三分　人参　葛根　藁本　白术以上各五分　羌活七分　苍术一钱　生黄芩二钱

上㕮咀，作一服，水二盏，生姜五片，枣三枚，擘开，同煎至一盏，去渣，稍热服之，食前。

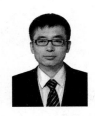

脾（胃）虚湿困，清阳不得升浮，故四肢困倦、食不下。阴火上壅，故口干虚渴。

治疗以苍术、人参、橘皮、生姜、大枣、炙甘草补中祛湿、和中开胃，以柴胡、升麻、葛根、藁本、白芷、羌活升发清阳，以生黄芩、酒黄芩、生甘草清泻阴火。

本方也可以看作在调中益气汤基础上加减而成。

强胃汤

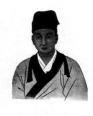

治因饮食劳役所伤，腹胁满闷，短气，遇春口淡无味，遇夏虽热而恶寒，常如饱，不喜食冷物。

黄柏　甘草以上各五分　升麻　柴胡　当归身　陈皮以上各一钱　生姜　曲以上各一钱五分　草豆蔻二钱　半夏　人参以上各三钱　黄芪一两

上㕮咀，每服三钱，水二大盏，煎至一盏，去渣，温服，食前。

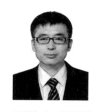

饮食劳倦所伤，脾胃虚弱，寒湿中阻，故短气、腹胁满闷、不喜食冷物。遇春口淡无味、遇夏虽热而恶寒，提示阳气升浮不足。常如饱，为降浊不及。

治疗以补中益气汤去白术加生姜、神曲、草豆蔻、半夏补中升清阳，降浊祛寒湿。

方中所用少量黄柏，可能佐用泻阴火，也可能是"因时用药"。

本方在《内外伤辨惑论》中名升阳顺气汤。

温胃汤

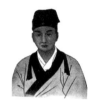

专治服寒药多，致脾胃虚弱，胃脘痛。

人参　甘草　益智仁　缩砂仁　厚朴以上各二分　白豆蔻　干生姜　泽泻　姜黄以上各三分　黄芪　陈皮以上各七分

上件为极细末，每服三钱，水一盏，煎至半盏，温服，食前。

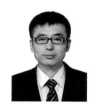

服寒药多，伤损脾胃，致脾胃虚弱，寒湿中阻。治以人参、黄芪、甘草补中，陈皮、益智仁、缩砂仁、厚朴、白豆蔻、干生姜、泽泻温中和中祛寒湿。

佐用姜黄流通气血，可能针对痛症考虑。

见症表现为胃脘痛，在中焦，故不用升清药。假如服寒药多而症状表现于上焦者，往往需要加用升清药，如助阳和血补气汤。

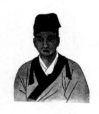

和中丸

补胃进食。

人参　干生姜　橘红以上各一钱　干木瓜二钱　炙甘草三钱

上为细末，蒸饼为丸，如梧桐子大，每服三五十丸，温水送下，食前服。

治疗脾胃虚寒。

用方近于理中丸，较理中丸方灵动。

藿香安胃散

治脾胃虚弱，不进饮食，呕吐不待腐熟。

藿香　丁香　人参以上各二钱五分　橘红五钱

上件四味为细末，每服二钱，水一大盏，生姜一片，同煎至七分，和渣冷服，食前。

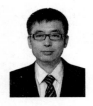

治疗脾胃虚寒，侧重于胃寒、胃气上逆。组方以补中温胃降逆为法。

《太平惠民和剂局方》中有藿香半夏散：丁香皮、藿香叶、半夏、生姜。主治"胃虚中寒，停痰留饮，哕逆呕吐，胸满噎痞，短气倦怠，不入饮食"。

本方可看作在藿香半夏散基础上以橘红易半夏、加人参而成。丁香代丁香皮。

藿香半夏散侧重辛温治疗胃寒，本方侧重辛温合甘温治疗胃虚、胃寒。

《医宗金鉴·杂病心法要诀》："食物之后，冷涎不已，随即反出，或心腹觉疼，藿香安胃散，或六君子加丁香、藿香。"

藿香，《汤液本草》曰："《象》云：治风水，去恶气，治脾胃吐逆，霍乱心痛。"

异功散

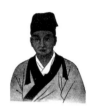

治脾胃虚冷，腹鸣，腹痛，自利，不思饮食。

人参　茯苓　白术　甘草　橘皮以上各五分

上为粗散，每服五钱，水二大盏，生姜三片，枣二枚，同煎至一盏，去渣温服，食前。先用数服，以正其气。

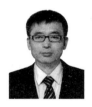

异功散，出自《小儿药证直诀》："温中和气，治吐泻不思乳食。凡小儿虚冷病，先与数服，以助其气。"

李东垣引用该方治疗表现为肠鸣、腹痛、自利、不思饮食的脾胃虚冷病症。

十三、饮食伤脾论

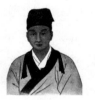

《四十九难》曰：饮食劳倦则伤脾。又云：饮食自倍，肠胃乃伤。肠澼为痔。夫脾者行胃津液，磨胃中之谷，主五味也。胃既伤则饮食不化，口不知味，四肢倦困，心腹痞满，兀兀欲吐而恶食，或为飧泄，或为肠澼，此胃伤脾亦伤明矣。大抵伤饮、伤食，其治不同，伤饮者无形之气也，宜发汗、利小便以导其湿；伤食者有形之物也，轻则消化，或损其谷，此最为妙也，重则方可吐下。

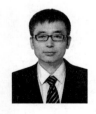

东垣笔下，脾与胃往往同病，胃病脾从而为病，脾病胃从而为病，只是有主次不同。饮食不化，口不知味，兀兀欲吐而恶食，心下痞满，这组症状是以饮食伤胃为主；四肢倦困，腹满，飧泻，肠澼，这组症状是以饮食伤脾为主。

饮食伤胃，时医多知。李东垣在这里主要想强调容易被忽视的饮食伤脾。

饮食伤又宜区分饮伤、食伤。饮伤当治水、治湿，如发汗、利小便；

食伤当治积、治滞，如减少进食，药物消导，必要时用吐法或泻下。

"饮食劳倦则伤脾"引自《难经·四十九难》。"饮食自倍，肠胃乃伤"引自《素问·痹论篇第四十三》。"肠澼为痔"出自《素问·生气通天论篇第三》："因而饱食，筋脉横解，肠澼为痔。"

三句经文都在论述饮食伤。这些文字也许是李东垣随手写来，有的文字记得出处，有的文字已记不得出处。

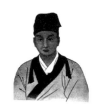

今立数方，区分类析，以列于后。

五苓散

治烦渴饮水过多，或水入即吐，心中淡淡，停湿在内，小便不利。

桂一两　茯苓　猪苓　白术以上各一两五钱　泽泻二两五钱

上为细末，每服二钱，热汤调服，不拘时候，服讫多饮热汤，有汗出即愈。

如瘀热在里，身发黄胆，浓煎茵陈汤调下，食前服之。

如疸发渴，及中暑引饮，亦可用水调服。

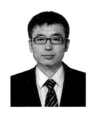

举例，治疗饮伤可用五苓散方。

五苓散方有化津利水之效，热服、服后饮热汤，使药后汗出。这样，饮伤所致水、湿通过发汗、利小便而出。

饮伤日久引起黄疸，可加用茵陈利湿退黄。

数方，应该包括下面葛花解酲汤等方。

十四、论饮酒过伤

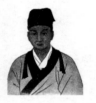

夫酒者大热有毒，气味俱阳，乃无形之物也。若伤之，止当发散，汗出则愈矣。其次莫如利小便。二者乃上下分消其湿。今之酒病者，往往服酒癥丸大热之药下之，又用牵牛、大黄下之者，是无形元气受病，反下有形阴血，乖误甚矣。酒性大热以伤元气，而复重泻之，况亦损肾水。真阴及有形阴血俱为不足，如此则阴血愈虚，真水愈弱，阳毒之热大旺，反增其阴火，是以元气消耗，折人长命，不然则虚损之病成矣。酒癥下之，久久为黑疸，慎不可犯，以葛花解酲汤主之。

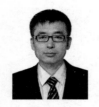

《名医别录》中，酒列为"中品"："味苦，甘辛，大热，有毒。主行药势，杀邪恶气。"

酒和酒文化，是日常生活的重要组成部分。生活中需要"举杯邀明月"，要有"酒逢知己千杯少"，也有"今宵酒醒何处"《黄帝内经》中即有"以酒为浆"的记录。但这种"以酒为浆"的过度饮酒，也带来了年"半百而衰"的后果，带来了《金匮要略》中记录的酒疸、黑疸等病变。

《金匮要略·黄疸病脉证并治第十五》："心中懊恼而热,不能食,时欲吐,名曰酒疸。""夫病酒黄疸,必小便不利,其候心中热,足下热,是其证也。""酒疸下之,久久为黑疸,目青面黑,心中如啖蒜状,大便正黑,皮肤爪之不仁,其脉浮弱,虽黑微黄,故知之。"

酒本湿热之物。饮酒过伤,李东垣指出治疗当发汗、利小便,上下分消其湿。尽管《金匮要略》中治疗酒疸也有吐、下之法,但这种治法仅仅针对酒食有形积滞。若无形酒伤,阳热伤及元气,切忌按有形积滞治疗,尤其忌用以巴豆或以牵牛、大黄等药物为主的泻下剂治疗。因为这种泻下更伤元气,助长阴火。

《太平惠民和剂局方》："酒癥丸:治饮酒过度,头旋恶心,呕吐不止,及酒积停于胃间,遇饮即吐,久而成癖。雄黄拣六个,如皂荚子大,巴豆不去皮,不出油,蝎梢各十五个。"

葛花解酲汤

治饮酒太过,呕吐痰逆,心神烦乱,胸膈痞塞,手足战摇,饮食减少,小便不利。

醒,酒醉状。
湿浊中阻,胃纳脾运不及,清升浊降失序。

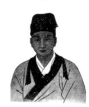

莲花青皮去穰,三分　木香五分　橘皮去白　人参去芦　猪苓去黑皮　白茯苓以上各一钱五分　神曲炒黄　泽泻　干生姜　白术以上各二钱　白豆蔻仁　葛花　砂仁以上各五钱

上为极细末,称和匀,每服三钱匕,白汤调下,但得微汗,酒病去矣。

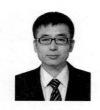

《名医别录》：葛根"花，主消酒。"

方中以葛花、白豆蔻仁、砂仁用量最大。葛花解酒毒，有专病专药之意。白豆蔻仁、砂仁醒脾化湿畅中。在此基础上，佐以人参、白术补中，青皮、木香、橘皮、神曲、干生姜消食理气畅中，猪苓、白茯苓、泽泻淡渗利湿。

本方除葛花解酒外，全方所治疗的重点在于酒伤脾胃，胃纳脾运不及，清升浊降失序，湿浊内滞。

《医方考》："酒食内伤者，此方主之。葛花之寒，能解中酒之毒。茯苓、泽泻之淡，能利中酒之湿。砂仁、豆蔻、木香、青皮、陈皮之辛，能行酒食之滞。生姜所以开胃止呕，神曲所以消磨炙腻。而人参、白术之甘，所以益被伤之胃尔。"

当然，临证仍需辨证。《张氏医通》："癸卯元夕，周徐二子，过石顽斋头纵饮，次日皆病酒不能起，欲得葛花汤解醒。余曰：东垣葛花解醒汤，虽为伤酒专剂，然人禀气各有不同。周子纵饮，则面热多渴，此酒气皆行阳明肌肉之分。多渴知热伤胃气，岂可重令开泄以耗津液？与四君子汤去甘草加藿香、木香、煨葛根、泽泻，下咽即苏。徐子久患精滑，饮则面色愈青。此素常肝胆用事，肾气并伤，酒气皆行筋骨，所以不上潮于面。葛花胃药，用之何益？与五苓散加人参倍肉桂，服后食顷，溲便如皂角汁而安。"

本方偏温燥，用量当小，汤调热服需见微汗。如药量大，温燥助热；如不见微汗，药力不得行散，易助长湿热。

《医宗金鉴·杂病心法要诀》中说："伤酒宜用葛花解醒汤汗之，汗出立愈。其证头痛懒食，呕吐身热，倦怠而烦，似乎外感而实非外感，皆因酒所致也。"可见，热服取汗是使用本方的注意点之一。

如饮酒过伤见湿热内蕴，不宜用本方。如用本方，需加苦寒之品。

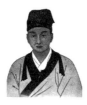

此盖不得已用之，岂可恃赖日日饮酒？此方气味辛辣，偶因酒病服之，则不损元气，何者，敌酒病也。

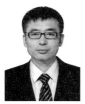

《目经大成》中指出："是汤徒能解醒，不闻起死。至若好气之人，酒以偾事；好色之人，酒以助欲；机谋纵密，酒中常吐真言；谨慎自操，酒后每遭奇辱。身家之祸，又岂葛花辈之所能解哉？毋谓吾有此方，可以终老醉乡矣。"

枳术丸

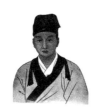

治痞消食，强胃。

枳实麸炒黄色，去穰，一两　**白术二两**

上同为极细末，荷叶裹烧饭为丸，如梧桐子大，每服五十丸，多用白汤下，无时。白术者，本意不取其食速化，但令人胃气强，不复伤也。

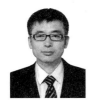

白术强胃？为什么不是人参、党参？

枳实消食？为什么不是神曲、山楂？

白术重在健胃运脾，而不重在补益脾胃。

枳实重在下气降胃，而不重在消食化积。

胃降则食积去，胃健则不复伤。

白术用量倍于枳实，治疗着眼点在于强胃、在于不复伤，而不仅仅在于消食。

如着眼于消食化积，可用后世的保和丸。

枳术丸中以保和丸易枳实，即《丹溪心法》中的大安丸。

荷叶裹烧饭，应该是荷叶烧饭。"裹"当是衍生。

李时珍在《本草纲目》中说，荷叶烧饭"厚脾胃，通三焦，资助生发之气"。同时指出："凡粳米造饭，用荷叶汤者宽中，芥叶汤者豁痰，紫苏汤者行气解肌，薄荷汤者去热，淡竹叶汤者辟暑，皆可类推也。"

橘皮枳术丸

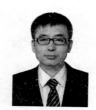

治老幼元气虚弱，饮食不消，脏腑不调，心下痞闷。

枳实麸炒去穰　　**橘皮**以上各一两　　**白术**二两

上件为细末，荷叶烧饭为丸，如梧桐子大，每服五十丸，温水送下，食远。夫内伤用药之大法，所贵服之强人胃气，令胃气益厚，虽猛食、多食、重食而不伤，此能用食药者也。此药久久益胃气，令不复致伤也。

枳术丸加橘皮，久久益胃气。

橘皮，《汤液本草》："《心》云：导胸中滞气，除客气。有白术则补脾胃，无白术则泻脾胃。然勿多用也。"

元气由谷气所养。脾胃健，饮食进，元气自然得补。

不用人参、黄芪，而有治老幼元气虚弱之妙。

治疗饮食伤，如着眼于邪气（积食），可用神曲、山楂、莱菔子消食，可用大黄、芒硝、巴豆泻下。食积去，腑气畅，即为治愈。且在一定程度上，用量越大，药力越大，见效越快，疗程越短。

如着眼于正气（脏腑），则需权衡胃气的强弱，积食的多少，药物对胃气的影响，积食去后胃气能不能恢复强健等等。治疗的目的不仅仅是积食去，更主要的是胃气强，能食而不积。此时用药，需斟酌补泻比例、剂量大小，而忌急功近利。

着眼于邪气，是治疗外感病的思维；着眼于正气，是治疗内伤病的思维。

"内伤用药之大法，所贵服之强人胃气"，这句话应该成为中医临床的一句名言。

"久久益胃气"，言下之意不急于求成，王道缓图。

《名医杂著》载一案："吾妻尝胎漏，忽日血大崩，遂晕去，服童便而醒，少顷复晕，急煎服荆芥，随醒随晕，服止血止晕之药不效，忽然呕吐。予以童便药汁，满于胸膈也，即以手探吐之，少间吐出米饭及齑菜碗许，询问其由，适方午饭，后着恼，故即崩而不止。予悟曰：因方饱食，胃气不行，故崩甚。血既大崩，胃气益虚而不能运化，宜乎服药而无效也。急宜调理脾胃，遂用白术五钱，陈皮、麦芽各二钱，煎服之。服未半而晕止，再服而崩止，遂专理脾胃，服十数剂胃气始还，然后加血药服之而安。若不审知食滞，而专用血崩血晕之药，岂不误哉！"

案中用方可看作橘皮枳术丸加减方。

本案可贵之处：一是面对血崩能想到治疗"食滞"；二是治疗食滞能想到用枳术丸加减方。

半夏枳术丸

治因冷食内伤。

半夏汤洗七次，焙干　枳实麸炒黄色　白术以上各二两

上同为极细末，荷叶裹烧饭为丸，如梧桐子大，每服五十丸，添服不妨，无定法。如热汤浸蒸饼为丸亦可。

如食伤，寒热不调，每服加上二黄丸十丸，白汤下。更作一方加泽泻一两为丸，有小便淋者用。

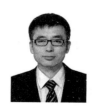

治冷食内伤，枳术丸加半夏。寒热中阻，加服二黄丸。小便淋加泽泻。

半夏，《汤液本草》："《象》云：治寒痰，及形寒饮冷伤肺而咳，大和胃气，除胃寒，进食。"

木香干姜枳术丸

破除寒滞气，消寒饮食。

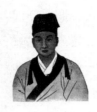

木香三钱　干姜五钱，炮　枳实一两，炒　白术一两五钱

上为极细末，荷叶烧饭为丸，如梧桐子大，每服三五十丸，温水送下，食前。

木香人参生姜枳术丸

开胃进食。

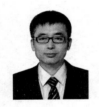

干生姜二钱五分　木香三钱　人参三钱五分　陈皮四钱
枳实一两，炒黄　白术一两五钱

上为极细末，荷叶烧饭为丸，如梧桐子大。每服三五十丸，温水送下，食前，忌饱食。

中寒明显，加干姜、木香祛寒和中。

白术与枳实的剂量比可以随证调整。

脾胃虚寒，加人参、干生姜。

和中丸

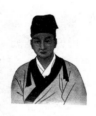

治病久虚弱，厌厌不能食，而脏腑或秘或溏，此胃气虚弱也。常服则和中理气，消痰去湿，厚肠胃，进饮食。

木香二钱五分　枳实麸炒　炙甘草以上各三钱半　槟榔四钱五分　陈皮去白，八钱　半夏汤洗七次　厚朴姜制，以上各一两　白术一两二钱

上为细末，生姜自然汁浸蒸饼为丸，如梧桐子大，每服三五十丸，温水送下，食前或食远。

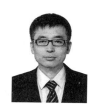

胃虚生痰，脾虚停湿。胃虚不能食，脾虚便不调。白术健脾强胃，可随证佐用和中理气、消痰去湿之品。此即叶天士所谓"枳术之法"，不必拘执于只能配伍枳实。

本方证似与《内外伤辨惑论》中的白术和胃丸是同一方证，只是白术和胃丸的组成中多一味人参。

交泰丸

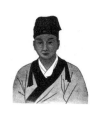

升阳气，泻阴火，调荣气，进饮食，助精神，宽腹中，除怠惰嗜卧，四肢不收，沉困懒倦。

干姜炮制，三分　巴豆霜五分　人参去芦　肉桂去皮，以上各一钱　柴胡去苗　小椒炒去汗并闭目，去子　白术以上各一钱五分　厚朴去皮锉炒，秋冬加七钱　酒煮苦楝　白茯苓　砂仁以上各三钱　川乌头炮去皮脐，四钱五分　知母四钱，一半炒一半酒洗，此一味春夏所宜，秋冬去之　吴茱萸汤洗七次，五钱　黄连去须，秋冬减一钱半　皂角水洗，煨去皮弦　紫菀去苗，以上各六钱

上除巴豆霜另入外，同为极细末，炼蜜为丸，如梧桐子大，每服十丸，温水送下，虚实加减。

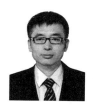

酒伤食伤，日久脾胃肝肾虚寒，寒湿痰郁，气机滞塞，阴火内生，致饮食不进，脘腹不宽，精神懒倦，寒热不齐。治疗，以四君子汤去甘草补益脾胃，用吴茱萸、川乌头、砂仁、厚朴、花椒、肉桂、干姜、巴豆霜祛脾胃肝肾之寒湿郁滞，紫菀、皂角化痰利气，知母、黄连合柴胡清散阴火，柴胡、苦楝合厚朴调畅气机。本方证可看作内伤三阴病。

由张仲景外感三阴病的治疗，走到王好古内伤三阴病的治疗，李东垣在中间起到了承启的作用。

由张仲景的外感学说，走到明清的温补学说，易水学派在中间起到了承启的作用。

三棱消积丸

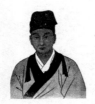

治伤生冷硬物，不能消化，心腹满闷。

丁皮　益智以上各三钱　巴豆炒，和粳米炒焦，去米　茴香炒　陈皮　青橘皮以上各五钱　京三棱炮　广茂炮　炒曲以上各七钱

上件为细末，醋打面糊为丸，如梧桐子大，每服十丸至二十丸，温生姜汤送下，食前。量虚实加减，得更衣止后服。

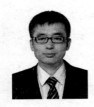

三棱，《汤液本草》："《象》云：治老癖癥瘕结块，妇人血脉不调，心腹刺痛。"

广茂，即莪术，《汤液本草》中名蓬莪茂："《象》云：治心膈痛，饮食不消，破痃癖气最良。"

丁皮，即丁香树的树皮。《本草纲目》中主治"心腹冷气诸病""方家用代丁香"。

巴豆，《神农本草经》："味辛温。主伤寒温疟寒热，破癥瘕、结聚、坚积、留饮、痰癖，大腹水肿，荡涤五脏六腑，开通闭塞，利水谷道……"后世医家认为气味辛热，为历代医家通腑救急常用之品。

青橘皮，即青皮。

本方以巴豆、京三棱、广茂泻下通腑破积聚为主，佐以丁皮、益智仁、茴香、陈皮、青皮、生姜、炒神曲温中消食理气。用于酒食生冷久伤成冷积者。

备急丸

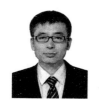

治心腹百病卒痛如锥刺，及胀满不快气急，并治之。

锦纹川大黄为末　干姜炮为末　巴豆先去皮、膜、心，研如泥霜，出油，用霜

上件三味等分，同一处研匀，炼蜜成剂。白内杵千百下，丸如大豌豆大，夜卧温水下一丸，如气实者加一丸。如卒病不计时候服。妇人有孕不可服。如所伤饮食在胸膈间，兀兀欲吐，反复闷乱，以物探吐去之。

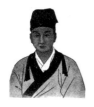

本方以大黄、巴豆峻下为主，佐以干姜温中和中，治疗寒积腑实，为治腑实救急成药。

《内外伤辨惑论》中有该方，名备急大黄丸。

神保丸

治心膈痛，腹痛，血痛，肾气痛，胁下痛，大便不通，气噎，宿食不消。

木香　胡椒以上各二钱五分　巴豆十枚，去皮、油、心、膜，研　干蝎七枚

上件四味为末，汤浸蒸饼为丸，麻子大，朱砂三钱为衣，每服五丸。

如心膈痛，柿蒂、灯心汤下。

如腹痛，柿蒂、煨姜煎汤下。

如血痛，炒姜醋汤下。

如肾气痛、胁下痛，茴香酒下。

如大便不通，蜜调槟榔末一钱下。

如气噎，木香汤下。

如宿食不消，茶、酒、浆、饮任下。

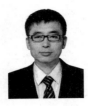

本方以巴豆泻下通腑，木香、胡椒、干蝎温通止痛。用治痛症见食积腑实。

干蝎，《本草纲目》："蝎产于东方，色青属木，足厥阴经药也，故治厥阴诸病。诸风掉眩搐掣，疟疾寒热，耳聋无闻，皆属厥阴风木。故东垣李杲云：凡疝气、带下，皆属于风。蝎乃治风要药，俱宜加而用之。"

本方胡椒、干蝎入足厥阴经，治疗厥阴诸痛？

为什么用朱砂为衣？"安魂魄"？（《神农本草经》语）

雄黄圣饼子

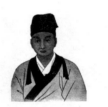

治一切酒食所伤。心腹满不快。

雄黄五钱　巴豆一百个，去油、心、膜　白面十两，重罗过

上件三味内除白面八九两，余药同为细末，共面和匀，用新水和作饼子如手大，以浆水煮，煮至浮于水上，漉出，控，旋看硬软捣作剂，丸如梧桐子大，捻作饼子，每服五七饼子，加至十饼、十五饼，嚼破一饼利一行，二饼利二行，茶、酒任下，食前。

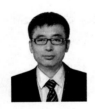

雄黄，李时珍在《本草纲目》中说，"治酒饮成癖""化腹中瘀血"。合巴豆泻下酒食积滞，白面和中益气。《和剂局方》酒癥丸中即用到雄黄、巴豆。

蠲饮枳实丸

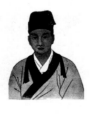

逐饮清痰，导滞清膈。

枳实麸炒去瓤　半夏汤洗　陈皮去白，以上各二两　黑牵牛八两，内取头末三两

上为细末，水煮面糊为丸，如梧桐子大，每服五十

丸，食后，生姜汤下。

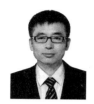

以黑牵牛逐饮为主，佐枳实、半夏、陈皮、生姜和胃导滞、消痰清膈。

牵牛，《汤液本草》："《心》云：泻元气，去气中湿热。""罗谦甫云……若病湿胜，湿气不得施化，致大小便不通，则宜用之耳。"通利大小便，去水湿饮邪。但泻元气，只能暂用。

感应丸

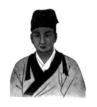

治虚中积冷，气弱有伤，停积胃脘，不能传化；或因气伤冷，因饥饱食，饮酒过多，心下坚满，两胁胀痛，心腹大疼，霍乱吐泻，大便频，后重迟涩，久痢赤白，脓血相杂，米谷不消，愈而复发。又治中酒呕吐痰逆，恶心喜唾，头旋，胸膈痞闷，四肢倦怠，不欲饮食。又治妊娠伤冷，新产有伤，若久有积寒，吃热药不效者，并悉治之。又治久病形羸，荏苒岁月，渐致虚弱，面黄肌瘦，饮食或进或退，大便或秘或泄，不拘久新积冷，并皆治之。

干姜炮制，一两　南木香去芦　丁香以上各一两五钱　百草霜二两　肉豆蔻去皮，三十个　巴豆去皮、心、膜、油，研，七十个　杏仁一百四十个，汤浸去皮尖，研膏

上七味，除巴豆粉、百草霜、杏仁三味外，余四味捣为细末，却与三味同拌，研令细，用好蜡匮和，先将蜡六两溶化作汁，以重绵滤去渣，更以好酒一升于银、石器内煮蜡溶，滚数沸倾出，候酒冷，其蜡自浮于上，取蜡称用丸。春夏修合用清油一两于铫内熬令沫散香熟，次下酒煮蜡四两同化作汁，就锅内乘热拌和前项药末。秋冬修合用清油一两五钱，同煎煮熟作汁和匮药末成剂，分作小铤子，以油单纸裹之，旋丸服耳。

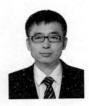

杏仁，古方常有用于食积者。《本草纲目》："元素曰：杏仁气薄味厚，浊而沉坠，降也，阴也。入手太阴经。其用有三：润肺也，消食积也，散滞气也。"

百草霜，杂草燃烧后附于锅底或烟筒中的烟墨，古方中用其消食积。《本草图经》中说："主消化积滞，今人下食药中多用之。"

中虚冷积。冷积不去，中虚不复。治疗当先治冷积。

治疗冷积，需热药治冷，泻药治积。如只用热药，不用泻药，积不去则冷不除。

本方以巴豆、杏仁泻下消积为主，伍以干姜、木香、丁香、百草霜、肉豆蔻温中祛寒消食。

蜡，《本草纲目》有记载，由蜂蜜炼制而成，有白蜡和黄蜡之分，有润养脾胃之用。

本方见于《太平惠民和剂局方》，并谓"此高殿前家方也"。

百草霜，《局方》中谓"用村庄家锅底上刮得者，细研，称二两"。

神应丸

治因一切冷物冷水及潼乳、酪水所伤，腹痛肠鸣，米谷不化。

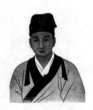

丁香　木香以上各二钱　巴豆　杏仁　百草霜　干姜以上各五钱　黄蜡二两

上先将黄蜡，用好醋煮去渣秽，将巴豆、杏仁同炒黑烟尽，研如泥，余四味为细末，将黄蜡再上火，春夏入小油五钱，秋冬入小油八钱，溶开入在杏仁、巴豆泥子内同搅，旋下丁香、木香等药末，研匀搓作铤子，油纸裹了，旋丸用，如芥子大，每服三五十丸，温米饮送下，食前，日三服，大有神效。

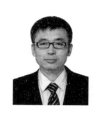

治冷积，以巴豆、杏仁泻下消积，以丁香、木香、干姜、百草霜、黄蜡和中温中祛寒。

白术安胃散

治一切泻痢，无问脓血相杂，里急窘痛，日夜无度。又治男子小肠气痛，及妇人脐下虚冷，并产后儿枕块痛，亦治产后虚弱，寒热不止者。

五味子　乌梅取肉炒干，以上各五钱　车前子　茯苓　白术以上各二两　米壳三两，去顶蒂穰，醋煮一宿，炒干

上为末，每服五钱，水一盏半，煎至一盏，去渣，空心温服。

米壳，即罂粟壳，治脱证、治痛证。《本草纲目》曰："酸、涩，微寒，无毒。""止泻痢，固脱肛，治遗精久咳，敛肺涩肠，止心腹筋骨诸痛。"

本方以米壳为君，治泻痢不止，或男子、妇人腹痛，或产后寒热不止。佐五味子、乌梅加强敛涩之功，佐白术、茯苓、车前子健脾利湿、分清别浊。

宋人王硕《易简方》中载断下汤，也以罂粟壳为君，"治下痢赤白，无问久近、长幼，及治休息痢疾。"其组成为大罂粟壳十四枚，乌梅七个，草果一个，白术、茯苓各一钱，甘草半钱，姜七片，枣子七个。并谓："凡罂粟壳治痢服之，其效如神。但性紧涩，多令人呕逆。既用醋制，加以乌梅，不致为患。然呕吐人，则不可服。大率痢疾，古方谓之滞下，多因肠胃素有积滞而成此疾。始得之时，不可遽止，先以加巴豆感应丸十余粒，用白梅煎茶，或姜汤下，令大便微利，仍以前药服之，无不应手作效。"

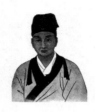

圣饼子

治泻痢赤白，脐腹撮痛，久不愈者。

黄丹二钱　定粉　舶上硫黄　陀僧以上各三钱　轻粉少许

上细锉为末，入白面四钱匕，滴水和如指尖大，捻作饼子，阴干，食前温浆水磨服之，大便黑色为效。

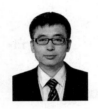

治寒积冷痢。

多药有毒，现少用。

当归和血散

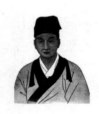

治肠澼下血，湿毒下血。

川芎四分　青皮　槐花　荆芥穗　熟地黄　白术以上各六分　当归身　升麻以上各一钱

上件为细末，每服二三钱，清米饮汤调下，食前。

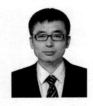

《兰室秘藏》中名槐花散。

槐花，《汤液本草》："《珍》云：凉大肠热。"

荆芥穗，《汤液本草》："本草云：辟邪毒，利血脉，通宣五脏不足气，能发汗，除劳渴。"

升麻，《汤液本草》："《象》云：能解肌肉间热，此手足阳明经伤风之的药也。"

方中以当归身和血、升麻祛风为君。熟地黄、川芎佐当归身养血和血祛血中之风；槐花、荆芥穗佐升麻祛风升清清大肠之热。再加白术、青皮、米汤健脾和中。

清胃散方中，黄连配升麻治疗足阳明经热走头面；当归和血散中，当归配升麻治疗手阳明经风入血络。

治疗肠澼下血，前有凉血地黄汤，熟地黄、当归配伍知母、黄柏泻阴火；当归和血散中，熟地黄、当归配伍升麻、荆芥穗、川芎等升清阳。

诃梨勒丸

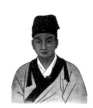

治休息痢，昼夜无度，腥臭不可近，脐腹撮痛，诸药不效。

诃子五钱，去核研　　**椿根白皮**一两　　**母丁香**三十个

上为细末，醋面糊丸，如梧桐子大，每服五十丸，陈米饭汤，入醋少许送下，五更，三日三服效。

诃梨勒，俗名诃子。《汤液本草》："气温，味苦，苦而酸，性平。""《象》云：主腹胀满，不下饮食，消痰下气，通利津液，破胸膈结气，治久痢赤白肠风。"

《金匮要略》中有："气利，诃梨勒散主之。"即单味诃梨勒，煨，为散，粥饮和服。

椿根白皮，《本草纲目》："震亨曰：椿根白皮，性凉而能涩血。凡湿热为病，泻痢浊带，精滑梦遗诸证，无不用之，有燥下湿及去肺胃陈痰之功。治泄泻，有除湿实肠之力。但痢疾滞气未尽者，不可遽用。"

诃子、椿根白皮及醋以敛涩为主，合丁香、陈米饭汤温中和中，治疗久痢，昼夜无度者。本方以止痢治标为主。

十五、脾胃损在调饮食适寒温

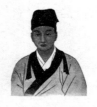

《十四难》曰：损其脾者，调其饮食，适其寒温。夫脾、胃、大肠、小肠、三焦、膀胱，仓廪之本，营之所居，名曰器，能化糟粕转味而出入者也。若饮食热无灼灼，寒无凄凄，寒温中适，故气将持，乃不致邪僻。或饮食失节，寒温不适，所生之病，或溏泄无度，或心下痞闷，腹胁膜胀，口失滋味，四肢困倦，皆伤于脾胃所致而然也。

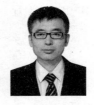

《难经》十四难在讨论"治损之法"时说："损其脾者，调其饮食，适其寒温。"

《素问·六节藏象论篇第九》在讨论"藏象何如"时指出："脾、胃、大肠、小肠、三焦、膀胱者，仓廪之本，营之居也，名曰器，能化糟粕转味而入出者也。"

《灵枢·师传第二十九》在问到："便其相逆者奈何？"（遇到病人的喜恶有违医者的施治时该如何处理呢？）时，岐伯回答："便此者，食饮衣服，亦欲适寒温，寒无凄怆，暑无出汗。食饮者，热无灼灼，寒无沧沧，寒温中适，故气将持，乃不致邪僻也。"

脾胃虚损，需调饮食、适寒温。反之，饮食失节，寒温不适，可伤损脾胃。脾胃伤，清气在下则溏泻无度，四肢困倦；浊气在上则心下痞闷，腹胁膜胀，口失滋味。

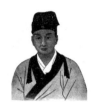

肠胃为市，无物不受，无物不入。若风、寒、暑、湿、燥一气偏胜，亦能伤脾损胃，观证用药者，宜详审焉。

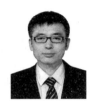

肠胃为仓廪、为器、为市，有如货物出入之所，风、寒、暑（热）、湿、燥邪都可伤损脾胃。

上段中所引三句经文的第二句，调整至本段开头似为顺畅。

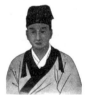

脾胃右关所主其脉缓如得：

弦脉　风邪所伤，甘草芍药汤、黄芪建中汤之类，或甘酸之剂皆可用之。

洪脉　热邪所伤，三黄丸、泻黄散、调胃承气汤，或甘寒之剂皆可用之。

迟脉　本经太过，湿邪所伤，平胃散加白术、茯苓，五苓散，或除湿淡渗之剂皆可用之。

涩脉　燥热所伤，异功散加当归，四君子汤加熟地黄，或甘温甘润之剂皆可用之。

沉细脉　寒邪所伤，益黄散、养胃丸、理中丸、理中汤，如寒甚加附子，甘热之剂皆可用之。

前项所定方药，乃常道也，如变则更之。

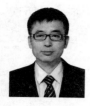

脾胃本脉为和缓。如和缓中见弦脉，为风邪所伤，治疗当以甘温补中，味酸之品泻肝。用方如芍药甘草汤、黄芪建中汤等。

如和缓中见洪脉，为热邪所伤，治疗当以甘温补中，性寒之品泻热。泻热之方如三黄丸、泻黄散、调胃承气汤等。

和缓之中见迟缓脉，为湿邪所伤，治疗当用苦温燥湿或淡渗利湿。治湿之方如平胃散加白术、茯苓、五苓散等。

和缓之中见涩脉，为燥邪所伤，治疗当在甘温补中基础上加甘润之品。用方如异功散加当归、四君子汤加熟地黄等。

和缓之中见沉细脉，为寒邪所伤，治疗当以甘温补中、辛热祛寒。用方如益黄散、养胃丸、理中丸、理中汤、附子理中汤等。

胃风汤

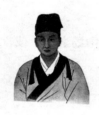

治大人小儿风冷乘虚入客肠胃，水谷不化，泄泻注下，腹胁虚满，肠鸣疠痛，及肠胃湿毒，下如豆汁，或下瘀血，日夜无度，并宜服之。

人参去芦　**白茯苓**去皮　**芎劳**　**桂**去粗皮　**当归**去苗　**白芍**　**白术**以上各等分

上为粗散，每服二钱，以水一大盏，入粟米数百余粒，同煎至七分，去渣，稍热服，空心食前，小儿量力减之。

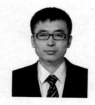

胃风汤的组成、主治，转录自《太平惠民和剂局方》。

腹痛腹泻，完谷不化，或腹痛下痢，日夜无度，通常治疗宜补中升清降浊或温中分清别浊，用方如补中益气汤加减或理中汤加减。

为什么要用胃风汤呢？

从方药组成分析，胃风汤由四君子汤去甘草合四物汤去生地黄加肉桂而成，也可看作由十全大补汤去黄芪、地黄、甘草而成。泻痢病症，为什么不注重升清降浊而用近乎一半的血药呢？

《王修善临证笔记》中载一案："一农人，年逾六旬，泻痢完谷不化，脉尺寸微，关稍弦。责之胃家受风，木邪乘土，为飧泻。治以胃风汤而愈。胃风汤：党参 白术 酒当归各六克 云茯苓九克 酒白芍 川芎 诃子肉（煨）各四克 防风三克 肉桂一克半，水煎服。"

从本案中体会，胃风汤所治泻或痢，是由胃家受风，木邪乘土所致，辨证的关键点在于脾胃虚弱病症的基础上见脉弦。方中血药为治肝而设，养肝柔肝。必要时也可加小剂风药。

《张氏医通》中载一案："一妇人泄泻不止，似痢非痢，似血非血，其色如浊酒。诊之，则六脉沉绝。众医用热药及丹药服之，则发烦闷，乃先用败毒加陈米煎，次用胃风汤加粟米愈。"

先用败毒散，次用胃风汤，值得体会。

《素问·风论篇第四十二》中有胃风的论述："胃风之状，颈多汗恶风，食饮不下，隔塞不通，腹善满，失衣则膜胀，食寒则泄，诊形瘦而腹大。"

《素问》中所说的胃风是风邪外入，从外感论述的。而李东垣胃风汤所主治的病症是从内伤考虑的。

三黄丸

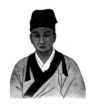

治丈夫妇人三焦积热，上焦有热，攻冲眼目赤肿，头项肿痛，口舌生疮；中焦有热，心膈烦躁，不美饮食；下焦有热，小便赤涩，大便秘结。五脏俱热，即生痈疖疮痍。及治五般痔疾，粪门肿痛，或下鲜血。

黄连去芦　黄芩去芦　大黄以上各一两

上为细末，炼蜜为丸，如梧桐子大，每服三十丸，用熟水吞下，如脏腑壅实，加服丸数，小儿积热亦宜服之。

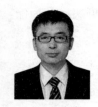

五般痔疾为"夫五痔者，一曰牡痔，二曰牝痔，三曰脉痔，四曰肠痔，五曰血痔"。(《备急千金要方》)

三黄丸组成、主治转录自《太平惠民和剂局方》。

黄芩、黄连、大黄，三药组方，在《伤寒论》中以麻沸汤渍服治疗"心下痞，按之濡，其脉关上浮者"，名大黄黄连泻心汤。在《金匮要略》中水煎服治疗"心气不足，吐血，衄血"，名泻心汤。此处蜜丸服，治疗"三焦积热"。

《汤液本草》记录：

黄芩："《象》云：治肺中湿热，疗上热，目中赤肿瘀肉壅盛必用之药。泄肺受火邪，上逆于膈。"

黄连："《象》云：泻心火，除脾胃中湿热，治烦恶心，郁热在中焦，兀兀欲吐，心下痞满，必用药也。"

大黄："《象》云：性走而不守，泻诸实热不通，下大便，涤荡肠胃间热，专治不大便。"

白术散

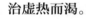

治虚热而渴。

人参去芦　**白术**　**木香**　**白茯苓**去皮　**藿香叶**去土　**甘草**以上各一两　**干葛**二两

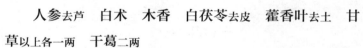

上件为粗末，每服三钱至五钱，水一盏，煎至五分，温服。如饮水者多煎与之，无时服；如不能食而渴，洁古先师倍加葛根；如能食而渴，白虎汤加人参服之。

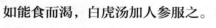

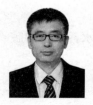

白术散出自《小儿药证直诀》，由四君子汤加藿香、木香、葛根而成，主治脾胃久虚、呕吐泄泻基础上见烦渴躁。此处所说"虚热而渴"当指脾胃虚弱见症基础上出现烦热口渴。

洁古先师经验：烦热口渴，如脾胃虚弱，往往见不能食，用本方倍葛根；如能食，往往是实热而非脾胃虚弱，当用白虎汤加人参。

加减平胃散

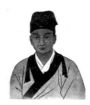

治脾胃不和，不思饮食，心腹、胁肋胀满刺痛，口苦无味，胸满气短，呕哕恶心，噫气吞酸，面色萎黄，肌体瘦弱，怠惰嗜卧，体重节痛，常多自利，或发霍乱，及五噎八痞，膈气反胃。

甘草锉炒，二两　厚朴去粗皮，姜制炒香　陈皮去白，以上各三两二钱　苍术去粗皮，米泔浸，五两

上为细末，每服二钱，水一盏，入生姜三片，干枣二枚，同煎至七分，去渣温服；或去姜、枣，带热服，空心食前，入盐一捻，沸汤点服亦得。常服调气暖胃，化宿食，消痰饮，辟风寒冷湿四时非节之气。

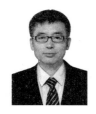

这是平胃散的组成、主治，转录自《太平惠民和剂局方》。下文才是"加减"。

《医方论》中盛赞本方"乃治脾胃之圣剂"。"利湿化痞，消胀和中，兼治时疫瘴气，燥而不烈，故为消导之首方"。

《医方考》中指出："是方也，惟湿土太过者能用之，若脾土不足及老弱、阴虚之人，皆非所宜也。"

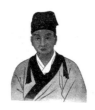

如小便赤涩，加白茯苓、泽泻。

如米谷不化，食饮多伤，加枳实。

如胸中气不快，心下痞气，加枳壳、木香。

如脾胃困弱，不思饮食，加黄芪、人参。

如心下痞闷腹胀者，加厚朴，甘草减半。

如遇夏，则加炒黄芩。

如遇雨水湿润时，加茯苓、泽泻。

如遇有痰涎，加半夏、陈皮。

凡加时，除苍术、厚朴外，依例加之，如一服五钱，有痰用半夏五分。

如嗽，饮食减少，脉弦细，加当归、黄芪。

如脉洪大缓，加黄芩、黄连。

如大便硬，加大黄三钱，芒硝二钱，先嚼麸炒桃仁烂，以药送下。

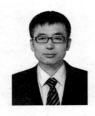

随证加减：小便赤涩加白茯苓、泽泻利小便，米谷不化加枳实下气消导，胸脘痞闷加枳壳、木香理气畅中，腹胀加厚朴减甘草下气消胀，有痰加半夏、陈皮化痰和胃，便秘加大黄、芒硝、桃仁泻下通滞，脾胃困弱加黄芪、人参补中益气。

随脉加减：脉缓中见洪大，加黄芩、黄连清热泻火；脉缓中见弦细，加当归身、黄芪补益气血。

随时加减：夏季加炒黄芩清暑热，雨季加茯苓、泽泻利水湿。

平胃散加黄连、黄芩、大黄，在《医宗金鉴》中名清胃理脾汤。"有热滞而不实者"，去大黄。治疗"伤食病证，如痞胀、哕呕、不食、吞酸、恶心、噫气之类，更兼大便黏臭，小便赤涩，饮食爱冷，口舌生疮。皆伤醇酒厚味，湿热为病之证也"。

散滞气汤

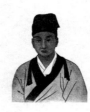

治因郁气结中脘，腹皮底微痛，心下痞满，不思饮食，虽食不散，常常有痞气。

当归身二分　陈皮三分　柴胡四分　炙甘草一钱　半夏一钱五分　生姜五片　红花少许

上件锉如麻豆大，都作一服，水二盏，煎至一盏，去渣，稍热服，食前，忌湿面、酒。

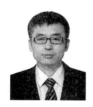

郁气结于中脘，见心下痞满胀痛、不思饮食。

东垣治气涩滞、食不下，青皮、陈皮、木香三味为定法。

东垣治食后心下痞，用橘皮枳术丸。

此处为什么用散滞气汤？

本方组成，半夏用量最大，配伍陈皮、炙甘草、生姜，有二陈汤意，治疗"中脘不快""脾胃不和"（《局方》语）。

在此基础上，为什么要配伍柴胡、当归、红花呢？

可能原因有二：一是此郁气不仅仅是中焦郁气，主要是肝经郁气。二是病变较久，不仅仅气郁，波及血分致瘀。因此，用柴胡、当归、红花疏肝活血和血。

此郁气结中脘当为肝郁犯胃。

肝郁犯脾常用逍遥散，肝郁犯胃可用散滞气汤。

通幽汤

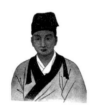

治幽门不通上冲，吸门不开噎塞，气不得上下，治在幽门闭，大便难，此脾胃初受热中，多有此证，名之曰下脘不通。

桃仁泥　红花以上各一分　生地黄　熟地黄以上各五分
当归身　炙甘草　升麻以上各一钱

上㕮咀，都作一服，水二大盏，煎至一盏，去渣，稍热服之。食前。

幽门在胃之下口，"幽隐之处"。脾胃初受热中，阴火燥伤阴血，气机升降障碍，幽门不通，上见噎塞，下见便难。

方用当归身、生地黄、熟地黄、炙甘草养血润燥为主，加升麻引养血润燥药入阳明，加桃仁泥润肠通便，加红花入血和血。

本方为"热中"治标之剂，暂用。

《兰室秘藏》中所载通幽汤明确提到治法"以辛润之"，且方后有"调槟榔细末五分"服之，药物剂量有所出入："炙甘草 红花以上各一分 生地黄 熟地黄以上各五分 升麻 桃仁泥 当归身以上各一钱。"桃仁泥剂量为一钱，炙甘草剂量为一分。

《卫生宝鉴》中载有当归润燥汤：升麻 生地黄各二钱 麻子仁研如泥 当归 熟地黄 生甘草 桃仁泥研 大黄煨各一钱 红花五分。在通幽汤方中加入了麻子仁和煨大黄。

润肠丸

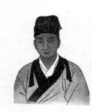

治饮食劳倦，大便秘涩，或干燥闭塞不通，全不思食，乃风结、血结，皆能闭塞也，润燥、和血、疏风，自然通利也。

大黄去皮　当归梢　羌活以上各五钱　桃仁汤浸，去皮尖，一两　麻子仁去皮取仁，一两二钱五分

上除麻仁另研如泥外，捣罗为细末，炼蜜为丸，如梧桐子大，每服五十丸，空心用白汤送下。

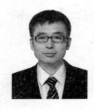

润肠丸治疗内伤脾胃病变见肠燥便秘者。

方中以桃仁、麻子仁为主，炼蜜为丸，主润肠通便。在此基础上加大黄泻下，羌活升清，当归梢和血润燥。

润燥通便中寓升降之义。

导气除燥汤

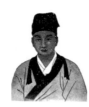

治饮食劳倦，而小便闭塞不通，乃血涩致气不通而窍涩也。

滑石炒黄　茯苓去皮，以上各二钱　知母细锉酒洗　泽泻以上各三钱　黄柏去皮，四钱，酒洗

上咬咀，每服半两，水二盏，煎至一盏，去渣，稍热服，空心。如急，不拘时候

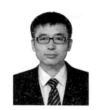

导气除燥汤治疗内伤脾胃病变见阴火燥伤下焦致小便不通者。

相对来讲，上焦肺为气分，下焦肾、膀胱为血分。血涩，当指燥伤下焦、气机不利。气不通，当指上焦气机不畅。

阴火燥伤下焦，用黄柏、知母清润下焦。水之上、下源，俱不通利，用滑石、茯苓、泽泻导水从上至下而出。

本方可看作由猪苓汤加减而来。二方同用茯苓、滑石、泽泻通利小便，猪苓汤治疗水热互结阴伤，故用猪苓、阿胶养阴利水；本方治疗阴火燥伤下焦，故用黄柏、知母清润。

丁香茱萸汤

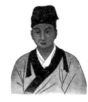

治胃虚呕哕吐逆，膈咽不通。

干生姜　黄柏以上各二分　丁香　炙甘草　柴胡　橘皮　半夏以上各五分　升麻七分　吴茱萸　草豆蔻　黄芪　人参以上各一钱　当归身一钱五分　苍术二钱

上件锉如麻豆大，每服半两，水二盏，煎至一盏，去渣，稍热服，食前，忌冷物。

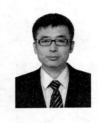

丁香茱萸汤治疗内伤脾胃病变见呕哕吐逆、膈咽不通者。

从药物组成分析，本方是在补中益气汤基础上，以苍术易白术，加草豆蔻、半夏、丁香、干生姜温胃和中降逆，少佐黄柏苦降。

草豆蔻丸

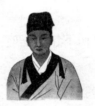

治脾胃虚而心火乘之，不能滋荣上焦元气，遇冬肾与膀胱之寒水旺时，子能令母实，致肺金大肠相辅而来克心乘脾胃，此大复其仇也。《经》云：大胜必大复，故皮毛、血脉、分肉之间，元气已绝于外，又大寒、大燥二气并乘之，则苦恶风寒，耳鸣，及腰背相引胸中而痛，鼻息不通，不闻香臭，额寒脑痛，目时眩，目不欲开，腹中为寒水反乘，痰唾沃沫，食入反出，常痛，及心胃痛，胁下急缩，有时而痛，腹不能努，大便多泻而少秘，下气不绝或肠鸣，此脾胃虚之极也。胸中气乱，心烦不安，而为霍乱之渐。膈咽不通，噎塞，极则有声，喘喝闭塞。或日阳中，或暖房内稍缓，口吸风寒则复作。四肢厥逆，身体沉重，不能转侧，头不可以回顾，小便溲而时躁，此药主秋冬寒凉，大复气之药也。

泽泻一分，小便数减半　柴胡二分或四分，须详胁痛多少用　神曲　姜黄以上各四分　当归身　生甘草　熟甘草　青皮以上各六分　桃仁汤洗，去皮尖，七分　白僵蚕　吴茱萸汤洗去苦烈味，焙干　益智仁　黄芪　陈皮　人参以上各八分　半夏一钱，汤洗七次　草豆蔻仁一钱四分，面裹烧，面熟为度，去皮用仁　麦蘖面炒黄，一钱五分

上件一十八味，同为细末，桃仁另研如泥，再同细末一处研均，汤浸蒸饼为丸，如梧桐子大，每服三五十丸，熟白汤送下，旋斟酌多少。

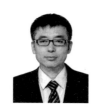

"脾胃损在调饮食适寒温"这部分内容，主要在讨论风、寒、热、湿、燥邪内伤脾胃的论治，有常有变。如治疗风邪所伤，黄芪建中汤为常，胃风汤为变；治疗寒邪所伤，理中丸为常，草豆蔻丸为变，等等。前面胃风汤所治疗的是风邪所伤，三黄丸、白术散所治疗的是热邪所伤（一实一虚），加减平胃散、散滞气汤所治疗的是湿邪所伤，通幽汤、润肠丸、导气除燥汤所治疗的是燥邪所伤，后面丁香茱萸汤、草豆蔻丸、神圣复气汤所治疗的是寒邪所伤。

这些方证主要是饮食伤、寒温伤引起的。

《兰室秘藏》中，草豆蔻丸、神圣复气汤这两方列于"胃脘痛门"，反推这两方证的主症可以是胃脘痛或脘腹痛。

五行胜复及复气，源于《内经》五运六气理论。张景岳在《类经》中说："五运之有太过不及，而胜复所以生也。太过者其气胜，胜而无制，则伤害甚矣。不及者其气衰，衰而无复，则败乱极矣。此胜复循环之道，出乎天地之自然，而亦不得不然者也。故其在天则有五星运气之应，在地则有万物盛衰之应，在人则有脏腑疾病之应。""如木胜肝强，必伤脾土，肝胜不已，燥必复之，而肝亦病矣。燥胜不已，火必复之，而肺亦病矣。此五脏互为盛衰，其气亦皆然也。""有胜则复，无胜则否，胜微则复微，胜甚则复甚。"

草豆蔻丸所治之证似为脾胃虚致心火胜，心火胜致寒水复，即水复火仇。涉及临床治疗，"治诸胜复，寒者热之，热者寒之，温者清之，清者温之，散者收之，抑者散之……各安其气，必清必静……"（《素问·至真要大论篇第七十四》）可以这样简单理解：草豆蔻丸所主治证是在内伤脾胃基础上寒湿为病。

本方18味药，主体为补中益气汤去白术、升麻，加吴茱萸、益智仁、半夏、草豆蔻仁、麦蘖面、青皮、神曲等温中祛寒湿之药品。在此基础上佐用了清泻阴火的白僵蚕、生甘草、泽泻和活血和血的桃仁、姜黄。

补中、温中、祛寒湿、复升降。佐用流通气血之品，仍然是着眼于恢复气机的升降浮沉。

草豆蔻丸与理中丸相比较，前者轻灵，后者厚重。

《内外伤辨惑论》中也有草豆蔻丸方，但两方主治、组成都不同。

神圣复气汤

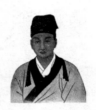

治复气，乘冬足太阳寒气，足少阴肾水之旺，子能令母实，手太阴肺实反来侮土，火木受邪，腰背胸膈闭塞，疼痛善嚏，口中涎，目中泣，鼻中流浊涕不止，或如息肉，不闻香臭，咳嗽痰沫，上热如火，下寒如冰，头作阵痛，目中流火，视物䀮䀮，耳鸣耳聋，头并口鼻或恶风寒，喜日阳，夜卧不安，常觉痰塞，膈咽不通，口失味，两胁缩急而痛，牙齿动摇不能嚼物，阴汗，前阴冷，行步剑侧，起居艰难，掌中寒，风痹麻木，小便数而昼多，夜频而欠，气短喘喝，少气不足以息，卒遗失无度。妇人白带，阴户中大痛，牵心而痛，黧黑失色，男子控睾牵心腹阴阴而痛，面如赭色，食少，大小便不调，烦心霍乱，逆气里急而腹皮色白，后出余气，腹不能努，或肠鸣，膝下筋急，肩胛大痛，此皆寒水来复火土之仇也。

黑附子炮去皮脐　干姜炮，为末，以上各三分　防风锉如豆大　郁李仁汤浸去皮尖，另研如泥　人参以上各五分　当归身酒洗，锉，六分　半夏汤泡七次　升麻锉，以上各七分　甘草锉　藁本以上各八分　柴胡锉如豆大　羌活锉如豆大，以上各一钱　白葵花三朵，去心，细剪入

上件药都一服，水五盏，煎至二盏，入：

橘皮五分　草豆蔻仁面裹烧熟，去皮　黄芪以上各一钱

上件入在内，再煎至一盏，再入下项药：

生地黄二分酒洗　黄柏酒浸　黄连酒浸　枳壳以上各三分

以上四味，预一日另用新水浸，又以：

细辛二分　川芎细末　蔓荆子以上各三分

预一日用新水半大盏，分作二处浸此三味，并黄柏等煎正药作一大

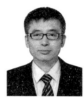

盏，不去渣入此三浸者药，再上火煎至一大盏，去渣稍热服，空心。又能治啮颊、啮唇、啮舌、舌根强硬等证如神。忌肉汤，宜食肉，不助经络中火邪也。大抵肾并膀胱经中有寒，元气不足者，皆宜服之。

仍然是土虚基础上的水复火仇。

神圣复气汤所主治证是在内伤脾胃基础上升浮降沉失序，阴火内生，阴寒为病。

本方23味药，可以从补中益气汤、四逆汤、补脾胃泻阴火升阳汤三方合方加减来理解。

药物组成主要可以分为两组来理解：一组是补中益气、祛阴寒之品，黑附子、干姜、人参、甘草、黄芪等；另一组是升发清阳、泻阴火之品，防风、升麻、藁本、柴胡、羌活、细辛、川芎、蔓荆子、生地黄、黄柏、黄连、白葵花等。在此基础上加入调畅气血之品及对症之药。

中虚寒热不齐，张仲景有泻心汤、乌梅丸类方，李东垣制草豆蔻丸、神圣复气汤类方。

十六、脾胃将理法

　　白粥、粳米、绿豆、小豆、盐豉之类，皆淡渗利小便，且小便数不可更利，况大泻阳气，反得行阴道，切禁湿面，如食之觉快勿禁。

　　药中不可服泽泻、猪苓、茯苓、灯心、琥珀、通草、木通、滑石之类，皆行阴道而泻阳道也，如渴，如小便不利，或闭塞不通则服，得利勿再服。

　　忌大咸，助火邪而泻肾水真阴，及大辛味，蒜、韭、五辣、醋、大料物、官桂、干姜之类，皆伤元气。

　　若服升沉之药，先一日将理，次日腹空服，服毕更宜将理十日，先三日尤甚，不然则反害也。

　　夫诸病四时用药之法，不问所病，或温或凉，或热或寒，如春时有疾，于所用药内加清凉风药，夏月有疾加大寒之药，秋月有疾加温气药，冬月有疾加大热药，是不绝生化之源也。钱仲阳医小儿深得此理。《内经》必先岁气，毋伐天和，是为至治。又曰：无违时，无伐化。又曰：无伐生生之气。皆此常道也。用药之法，若反其常道，而变生异证，则当从权施治。假令病人饮酒或过食寒，或过食热，皆可以增病，如此则以权衡应变治之。权变之药，岂可常用之。

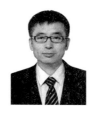

如何将理脾胃呢？

不利于阳气升浮的食物、药物，慎用！

助长阴火的食物、药物，慎用！

服用治疗脾胃病变药物过程中，不可过食，过食不利气机升浮降沉。

用药要顺应春升、夏浮、秋降、冬沉，不可违逆。同时，也要注意春温、夏热、秋凉、冬寒对脾胃元气的影响，要"随时用药"。

常中有变，治法权衡。

将理，即调理、调养。

行阴道，泻阳道，都指气机降沉。

"必先岁气，无伐天和""无代化，无违时"，出自《素问·五常政大论》《黄帝内经素问集注》："必先知岁运之盛衰，衰则补之，盛则泻之，补则从之，泻则逆之，无伐天运之中和。"

《素问》中是"无代化"，本文中是"无伐化"。

钱乙在《小儿药证直诀》中所用的是脏腑补泻用药法。张元素、李东垣构建临床体系时，该书所使用的脏腑补泻用药法是很重要的基础之一。但此处李东垣在谈四时用药法提到"钱仲阳医小儿深得此理"，不知依据为何。

十七、摄　养

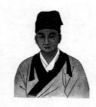
忌浴当风，汗当风。须以手摩汗孔合，方许见风，必无中风、中寒之疾。

遇卒风暴寒，衣服不能御者，则宜争努周身之气以当之，气弱不能御者病。

如衣薄而气短，则添衣，于无风处居止。气尚短，则以沸汤一碗熏其口鼻，即不短也。

如衣厚于不通风处居止，而气短，则宜减衣，摩汗孔合，于漫风处居止。

如久居高屋，或天寒阴湿所遇，令气短者，亦如前法熏之。

如居周密小室，或大热而处寒凉，气短，则出就风日。凡气短皆宜食滋味汤饮，令胃调和。

或大热能食而渴，喜寒饮，当从权以饮之，然不可耽嗜。如冬寒喜热物，亦依时暂食。

夜不安寝，衾厚热壅故也，当急去之，仍拭汗。或薄而不安，即加之，睡自稳也。饥而睡不安，则宜少食，饱而睡不安，则少行坐。

遇天气变更，风寒阴晦，宜预避之。大抵宜温暖，避风寒，省语，少

劳役为上。

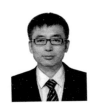

摩汗孔合，助阳气固密。

争努周身之气，助阳气之升浮外御。

添衣、避风、沸汤熏口鼻，减少阳气损耗。

减衣、通风，不助长阴火。

食滋味汤饮，补养脾胃。滋味汤饮，指易消化而滋养的食物。

过冷、过热食物，有损脾胃。

睡不安，则神失养。需找出影响睡不安的原因而去除之。

保养阳气，宜温暖，避风寒。

少语、少劳役，避耗气。

日常摄养需保养脾胃阳气。

十八、远　欲

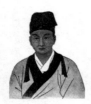

　　名与身孰亲，身与货孰多？以隋侯之珠，弹千仞之雀，世必笑之，何取之轻而弃之重耶！残躯六十有五，耳目半失于视听，百脉沸腾而烦心，身如众脉漂流，瞑目则魂如浪去，神气衰于前日，饮食减于曩时，但应人事，病皆弥甚，以己之所有，岂止隋候之珠哉？安于淡薄，少思寡欲，省语以养气，不妄作劳以养形，虚心以维神，寿夭得失安之于数，得丧既轻，血气自然谐和，邪无所容，病安增剧？苟能持此，亦庶几于道，可谓得其真趣矣。

　　人的欲望，不外名与利。名、利和身体（生命）相比较，哪一个更重要呢？可笑世人多用极贵重之生命，去追逐很无谓的名利！

　　我已六十五岁，耳不聪，目不明，心烦身热，头目昏晕，精神短少，纳食日减。稍有应酬，则身体不支，诸症加重。以生命计，我所拥有的残躯比隋侯之珠更为珍贵（珍稀）。

　　怎么办呢？淡泊名利，少思寡欲，心静少言，不妄劳作，不在意得失与生死，则气血和调，形神兼养，病症也无由加重。这应该是养生之道。

《老子·四十四章》："名与身孰亲？身与货孰多？得与亡孰病？"

《庄子·让王》："今且有人于此，以隋侯之珠，弹千仞之雀，世必笑之。是何也？则其所用者重而所要者轻也。夫生者，岂特隋侯珠之重哉！"

李东垣随手引用两段经文，结合自身的体会，告诫后人，养生要远离欲望，心静少欲。

李东垣晚年的身体应该有典型的内伤脾胃病症：脾胃气虚，纳差神衰；清阳不升，视听半失；阴火上冲，身热心烦。李东垣的内伤脾胃学说是有其自身体验的。

十九、省言箴

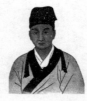

气乃神之祖，精乃气之子，气者精神之根蒂也。大矣哉！积气以成精，积精以全神，必清必静，御之以道，可以为天人矣。有道者能之，予何人哉，切宜省言而已。

人身三宝：精、气、神。

养精、养神的基础是养气，气亡则精、神无存。

养气的重要一法是少说，即"省言"。少说话，既可减少耗气，又可静心安神。